知りたい!サイエンス

桂 義元＝著

免疫はがんに何をしているのか？

見えてきた免疫のメカニズム

免疫を使って**がん**を治療すると、末期の**がん**に対しても効くことが多い。そのため、免疫は治療の現場ですでに利用されている。しかし、なぜ**免疫**が**がんの治療**に有効なのかはよくわかっていない。**免疫機能**が自己の分子でつくられている**がん細胞**を攻撃できるのかという問題は、医学の学会などでもほとんど議論されることがないのだ。本書では、この難問にずばっと切り込む。**免疫**は**がん**に何をしているのだろう？

技術評論社

はじめに

わが国では、死亡原因のトップはがんである。がんによる死亡率は全死亡者の30％を超えており、将来的には50％を超えるのではないかと考えられている。

がんが転移のない段階で発見されれば、現在では手術や放射線治療によって完治する例も決して少なくない。しかし発見が遅れて転移がある例では、抗がん剤が用いられることになる。抗がん剤の効果は、とくに固形がんでは限定的で、また副作用が強いのも問題である。

難治性のがんに対して免疫を利用しようという努力が、長年にわたって続けられてきた。免疫であれば、転移が多発するがんに対しても有効かもしれないという期待がある。しかし、誰もが知っているように、免疫は感染に対する防御を担う機能である。免疫細胞は、病原微生物に立ち向かうための強力な攻撃力をもっているのだが、その力は、ふつうにはがん細胞に向かうことはない。

例えば、がんになった人のうち半数や3分の1が、免疫によって自然に治ったという話はない。がん近傍のリンパ節やがん組織の中で強力な炎症反応がおこって発熱しているということも、通常はない。また、免疫機能が先天的に欠損しているマウスに、がんが発生しやすいということもない。

このように、免疫はがんに対しては有効でないと思われることがたくさんある。にもかかわらず、近年では免疫機能をがんの治療に役立てることが可能になってきている。微生物を対象としているはずの免疫が、なぜがんの治療に役立つのだろうか。

がんに対する免疫反応を突き詰めていけば、抗原とは何か、さらに免疫機能はどのように異物と自己の分子を見分けているのかなど、免疫の根源的な問題を解き明かす道が開けるかもしれない。また、免疫を利用するがんの治療をさらに発展させる方法が見つかるかもしれないという期待もある。

本書では、以下のように話を進める。第2章までに、がんとはどのようなものかを概説し、第3章、第4章で免疫を利用するがん治療について一通りの説明をする。がん治療の話はここでいったん中断して、第5章～第8章では免疫の理解を深めたい。とくに第7章～第8章では、がん抗原を認識するT細胞の由来を明らかにすることを試みる。その後、第9章～第10章でT細胞を利用するがん治療を紹介しつつ、より効果的な治療法も考えてみたい。

桂　義元

CONTENTS

CONTENTS

序章
がんとは？

がんも細胞でできている。がん細胞がほかの細胞と最も違う点を挙げるとすれば、無秩序に増えすぎることだろう。例えば正常な器官の上皮では、細胞は整然と並んでいる。細胞同士は互いに接し合ってコミュニケーションを取りながら、それぞれが与えられた仕事をしている。そんななかで1つの細胞ががん化して勝手に増えだすと、組織のかたちはゆがむことになる。隣の細胞との結合が弱くなれば、コミュニケーションに支障をきたし、さらには結合から解き放たれて遠くの組織に流れついて新たながんを形成することもある。

増殖が適当なところで止まればよいのだが、がん化した細胞は増殖を止めることはなく、しかも自ら死ぬアポトーシスという機能も働きにくくなっている。大きな塊となって周囲の組織を圧迫したり、サイトカインを大量につくって周辺の細胞に無用な刺激を与えたり、免疫機能を抑制したりする。増殖が激しいので、栄養分を使いすぎて困るということもある。

※アポトーシスとサイトカインについては、17ページの用語解説参照。

1 がんと癌

悪性の腫瘍のことを、通常はひらがなで「がん」と書く。しかし、がんのほかに、癌、腫瘍、肉腫などいくつかの表現がある。本書では、がんの種類などについて論じることはないので、あまり厳密に区別しなくてもよいのだが、これらの違いについて簡単に説明しておこう。

細胞が勝手に増殖し組織塊ができたものは腫瘍と呼ばれる。増殖が穏やかで健常組織へ入り込む（浸潤）などの悪影響を与えないものは良性腫瘍で、がんではない。これには脂肪腫、血管腫、軟骨種など、いろいろなものがあり、ほくろも良性腫瘍である。良性腫瘍はアポトーシスの機能は失っておらず、無制限に増殖することはない。

ただし、良性と名がつけば無害と決まっているわけではない。例えば、脳にできる腫瘍は、いわゆる良性腫瘍が多いのだが、ほとんどは有害である。脳の各部位は全身の機能コントロールを分担しているのだから、腫瘍ができれば良性であっても健常な部分を圧迫することで脳の機能に支障をきたす。とくに、呼吸や心臓の機能など生命維持に直結している部位であれば危険性は高く、手術もままならない。

漢字で「癌」と書くと、これはがんと同じではない。非血液系がんのうち上皮由来のがんのことを癌と呼ぶ。上皮というのは、皮膚や粘膜の表面はもちろんだが、肝臓や腎臓などの実質部分も上皮が折りたたまれてできており、これらの臓器の機能を担っている細胞は上皮細胞である。固形がんのほとんどは上皮由来、すなわち癌である。上皮以外に由来する固形がんは、肉腫と呼ばれる。これは骨、軟骨、脂肪、血管など上皮以外の組織に由来するがんである。癌、肉腫のほかに白血病もがんである。

2 健常な細胞ががん細胞になる

がん細胞も、もとは健常な細胞だった。すなわち、体内のどこかで何らかの役割を担っていた細胞、または、そのような細胞をつくり出すための細胞として働いていたのである。それらの細胞のどれか1個で、何らかのメカニズムが働いて増殖が亢進し、アポトーシス機能の低下などいくつかの変異が重なった結果、がん細胞になったのである。

がんは遺伝子の病気と言われるが、どの遺伝子でも故障すればがんの原因になるというわけではない。人間にはタンパクをつくるための遺伝子は2万2千種ほどあるが、そのなかでがんの原因となるのは1%ほどである。1つの細胞を考えると、2万2千種の遺伝子が全部働いているわけではない。働いていない遺伝子が故障しても、その細胞には何の影響もない。その細胞で働いている遺伝子のどれか1つあるいは少数に、タンパクをつくらないとか、機能に異常をきたしたタンパクをつくるような変異が生じても、必ずしもがんになるわけではない。細胞はなんとかバランスを保って生きていくか、あるいは自発的に死ぬこと（アポトーシス）によって体の安全が保たれるものである。

細胞の増殖や分裂にかかわる遺伝子に何らかの変異がおこって増殖のコントロールが効きにくくなると、細胞は増えすぎるわけで、がん細胞的になる。細胞分裂の回数が増えると、当然のことながらそのような細胞の中では変異が蓄積される。アポトーシスにかかわる遺伝子や細胞接着にかかわる遺伝子など、ほかの遺伝子にも変異が追加されると、一部の細胞はがん化する。このあたりのことは、第1章で少し詳しく考えよう。

3 転移

転移というのは、がん細胞が、発生した組織からリンパ管や血管を通って別の臓器に流れついて、そこで新たながんを形成することである。転移さえなければ、手術や放射線による治療が可能であって、早期に発見された場合は完治する例が多い。しかし、発見が遅れて転移巣が多数ある場合は、抗がん剤の使用がやむを得ないなど、治療に困難が伴う。

医療の現場でがんと診断された時点で、すでに約50％の例で転移があると言われている。例えば、ＭＲＩ（核磁気共鳴による画像解析）などで発見されるがんは、すでに1グラムほどの大きさになっており、そこに含まれるがん細胞は10^9（10億）個ほどの数である。この数にまで増殖するには、最低でも30回の細胞分裂をおこなっているわけで、その間に多数の遺伝子に変異が生じて、一部の細胞が転移機能を獲得するのはやむを得ないことであろう。

4 どうしてがんになるのか？

がんになるメカニズムについては第1章で考えるが、ここでもちょっとだけ見ておこう。がんの原因としては、化学発がん物質や放射線が思い浮かぶかもしれない。たばこを何十年も吸い続けるとか、肺の中にアスベストを吸い込んでしまったという場合はがんの原因になることがはっきりしている。しかし、食品などに含まれる化学発がん物質などは、ふつうは心配するほどのことではない。放射線にしても、原爆や原発のすぐそばで被爆したのでなければ、発がんへの関与は限定的である。

細胞レベルでがん化の原因を考えるときは、これら外的要因よりも細胞の中の正常な代謝に関連する分子の働きのほうがより重要である。がんの原因としてメジャーなのは、細胞分裂に伴うＤＮＡ複製時に生じるエラー（変異）や、細胞内呼吸の過程でつくられる活性酸素によるＤＮＡへの傷害であるとされている。

理由はよくわからないが、女性のほうが、がんになりにくい傾向がある。性ホルモンや生活習慣の違いが、がんの発生に影響するのだろうか。また、臓器によっても、がんのできやすさはずいぶんと異なる。例えば、大腸がんは多いのに、小腸のがんはごくまれである。細胞の種類による違いなのか、腸内の食物の状態や微生物の違いなど外的要因がかかわっているのだろうか。

5 がんは免疫で治せるのか？

がんはたくさん発生しているのだが、そのほとんどは免疫機能によって未然に摘み取られているという意見がある。これは、免疫ががんを未然に防ぐ機能をもつという意味を込めて「免疫監視機構」と呼ばれている。例えば、がん化した細胞が突然変異によって明らかな抗原性をもった場合は、免疫によって排除されるのは当然であろう。ただしこの「免疫監視機構」というのは、がんが発生したという実態が無いので、実際にがんが摘み取られているのかどうか不明で、これを治療に利用できるわけではない。

一方、ふつうのがんというのは、抗原性が弱くて免疫が簡単には作用できない細胞の集合体であると言うこともできる。ふつうのがんも、「がん抗原」と呼ばれる一群のタンパク分子を発現している。がん抗原のほとんどは、事実上自己の分子なのだが、少しばかり免疫原性がある。これらがん抗原に対する免疫反応をどのように利用するかが重要な課題である。

考えるべき要点は、2つに絞ることができるだろう。1つは、自分の分子でつくられているがん細胞に対して、「何故に」免疫細胞が攻撃できるのかという問題。あと1つは、簡単にはがんを攻撃しない免疫機能を、「どうすれば」がんに向かわせることができるのか、という問題である。

用語解説

アポトーシス　細胞の死に方を表現する用語で、細胞が外部からの傷害を受けて死ぬネクローシスとは違って、状況に応じて細胞が「自殺する」こと、いわば生理的な細胞死を言う。例えば、オタマジャクシがカエルになるときに尾が消えるが、それは、尾のすべての細胞がアポトーシスで死ぬからである。アポトーシス関連タンパクは何種類もあるが、増殖が進み、がん化しつつある細胞では、アポトーシス関連タンパクの遺伝子のどれか1つにでも変異が生じて働かなくなると、その細胞は死ににくくなり、がん細胞へ大きく前進することになる。なお、生理的な細胞死はアポトーシス以外にも何種類か知られているが、本書ではそれらもアポトーシスに代表させることにする。

サイトカイン　まわりの細胞に対して、増殖、分化、活性化、あるいは機能抑制などの作用を与える分子の総称。ホルモンと似た作用分子であるが、ホルモンが遠く離れた臓器の細胞に作用するのに対して、サイトカインの多くは近くの細胞とのコミュニケーションにかかわる。血液・免疫系の細胞がつくるものが多いが、それ以外の細胞もつくる。**インターロイキン、インターフェロン、ケモカイン、コロニー刺激因子、腫瘍壊死因子**など、多種多様なものがある。

転写因子　DNAの特定の配列（プロモーター、エンハンサーなどと呼ばれるコントロール部位）に結合することによって、遺伝子の発現をコントロールするタンパク分子で、1800種類ほどある。細胞の分化や活性化は、サイトカインや細胞間相互作用によって細胞外からの刺激を受けて進む。刺激は細胞内のいくつかの経路で伝えられ、最後は転写因子を活性化して、特定の遺伝子（複数）の発現または抑制をもたらす。

B細胞　リンパ球の一種で、骨髄（bone marrow）でつくられる。多様な抗原に対して、それぞれ特異的な抗体（抗原に特異的に結合するタンパク分子）をつくる細胞。

T細胞　リンパ球の一種で、胸腺（thymus）でつくられる。抗原に特異的に反応するリンパ球で、B細胞とは別系列の細胞。次の3つに大別できる。(1) **キラーT細胞**：ウイルスや細菌に感染した自分の体の細胞を殺す。(2) **ヘルパーT細胞**：B細胞やキラーT細胞の働きを助ける。(3) **制御性T細胞**：免疫反応を抑制する。

食細胞　細菌のような外来の異物や、自分の細胞の破片を食べて消化する細胞。**顆粒球、マクロファージ、樹状細胞**などがある。とくに**樹状細胞**は、T細胞の反応と最も密接にかかわっていて、T細胞に抗原を「見せる」とともに、反応をおこさせる、反応をおこさせない、あるいはどのような反応をおこさせるかなど、重要な指示を与える。

応答と実行　B細胞やT細胞が微生物などの標的に反応し、攻撃を実施すること。B細胞やT細胞はすぐに攻撃を始められるわけではなく、まず活性化するとともに細胞の数を1000倍にも増やしてから微生物などの標的を攻撃する。増殖を伴う段階を「応答」と呼び、標的を攻撃することを「実行」と呼んで区別すると免疫反応をイメージしやすい。

第1章

がんは遺伝子の病気

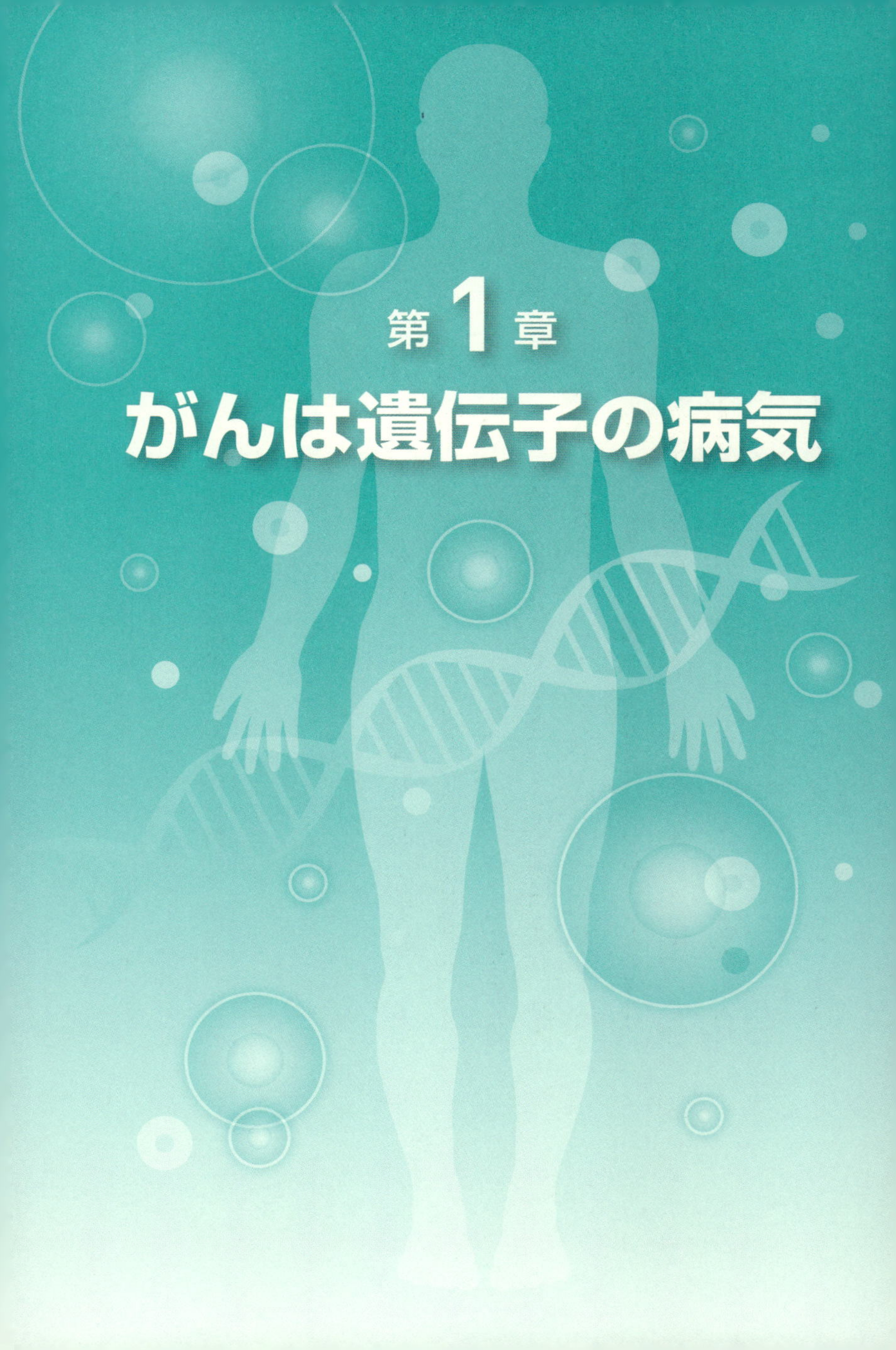

がんは遺伝子の病気だと言われる。増殖や細胞死（アポトーシス）にかかわる遺伝子に変異が生じると、これが出発点となって、さらにいろいろな遺伝子の変異が重なってがん細胞となる。というわけで、まず遺伝子のことを少し調べてみよう。

1 ゲノムと遺伝子を眺める

〈眺める〉と書いたのは、細かい点にとらわれず一通りの理解をしようということである。ゲノムというのは簡単に言えば、ある1つの生き物がもつ遺伝情報（DNA）の総体である。DNAのすべてが遺伝子というわけではないので、ゲノムの定義にはあいまいさが残るのだが、あまり厳密に考えなくてもよい。ヒトの細胞であれ、動物の細胞であれ、すべての細胞はその個体がもつゲノムを抱え込んでいる。実際には、父親由来のものと母親由来のもの、計2セットのゲノムをもっている。ヒトの場合、それぞれのセットが23個の染色体に分けられていて、46個の染色体として保有している。遺伝子は少数ながらミトコンドリア内にも存在するのだが、ここでは考慮に入れない。

DNAは4つのヌクレオチド、すなわちアデニン（A）、グアニン（G）、チミン

（T）、シトシン（C）からなり、A－T、G－Cがペアをつくって二重らせん構造をとる（図1－1）。ヒトのゲノムは、約30億個のヌクレオチドペアからなっている。父親由来と母親由来を合わせると60億ヌクレオチドペアになる。これを全部つなげると2メートルほどになるが、それが直径10マイクロメートルにも満たない細胞核の中に納まっている。そして、ただ納まっているのではなく、必要な遺伝子だけが働き、さしあたって不要な遺伝子は働かないようにコントロールされているのである。

遺伝子の基本的な役割は、タンパク分子をつくることである。DNAのヌクレオチド配列がタンパクの構造を決める。具体的には、A、G、T、Cのなかの3個の組み合わせで、例えばATGはメチオニンを、GAGはグル

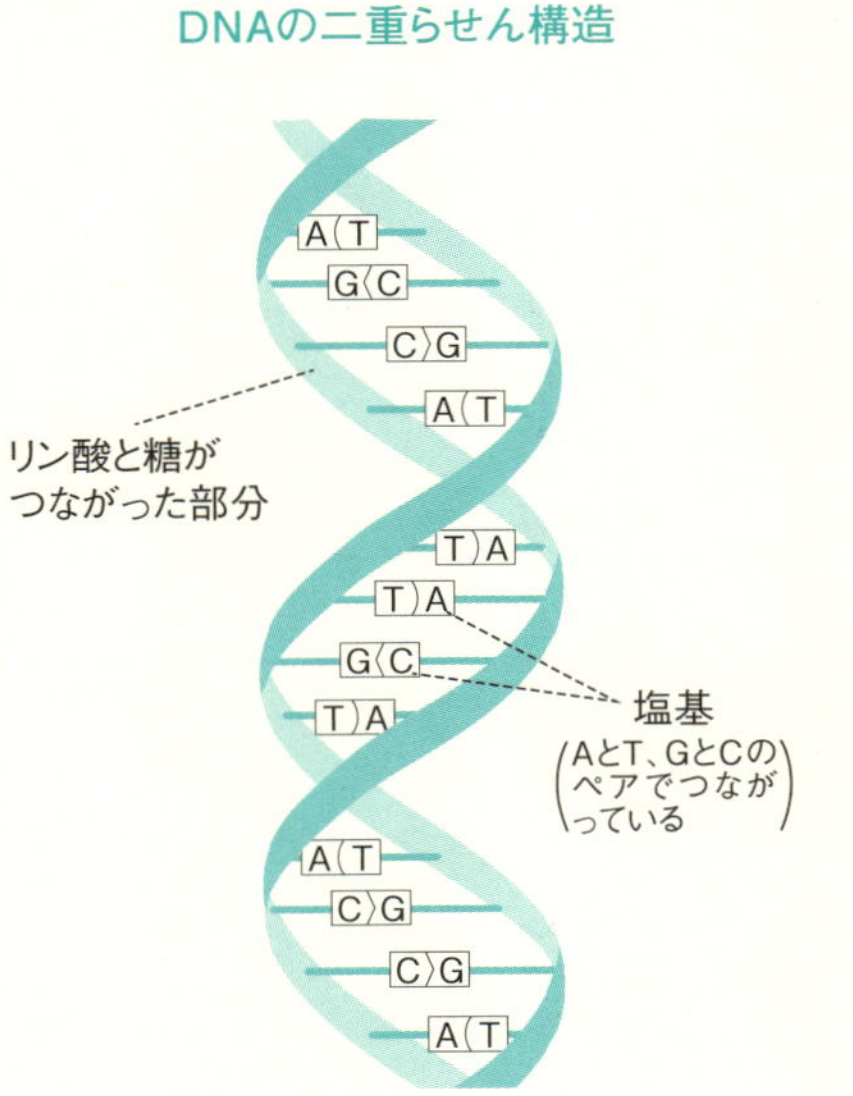

図1-1
DNA
DNAは、4種類の塩基アデニン（A）、グアニン（G）、チミン（T）、シトシン（C）それぞれがデオキシリボース（五単糖）に結合したもの（デオキシヌクレオチド）が、リン酸でつながれた長い鎖である。この鎖は、A－T、G－Cが水素結合でペアとなって二重鎖を形成している。

タミン酸を、GCGはアラニンをという具合に、1つのアミノ酸を指定する（図1-2）。この方式で20種類のアミノ酸の並べかたを指令することで、タンパクの構造を決めているのである。このようなタンパクの構造を指定する領域の近くには、タンパク合成を始める部分や、産生量をコントロールする部分もある。

コンピューターは0と1という2つの記号の組み合わせですべてを決めるが、DNAはA、G、T、Cという4種の記号の組み合わせで決める。4種の記号を使うことで、コンピューターよりも桁違いに短い領域に情報を収納することができる。すなわち、わずか千~2千個の記号を並べてつくる情報で、1つのタンパク分子の構造を決めることができる。

ヒトの場合、遺伝子の数はタンパクをつくる遺伝子が2万2千個ほど、リボゾームRNAや遺伝子発現のコントロールにかかわるRNAをつくるものを入れても2万3千個ほどである。たったこれだけの遺伝子で、この複雑な人間がつくられるというのは不思議な気がする。どうしてこんなに少ない数で人間がつくれるのかと問われても、説明するのは難しい。少しだけつけ加えるとすれば、2万2千種のタンパクはそれぞれが単独で働いているわけではないということである。いくつものタンパクが連携して働くことによって、この数をはるかに超える機能が生み出されている。同じ遺伝子が、異なる系列の細胞や異なる発生段階で何度も使い回されることもあり、また、1つの遺伝子から機能の異なる複数のタンパクがつくられる例も多い。タンパクになったあとにも、いろいろの修飾を受けて機能が多様化する。

1つの遺伝子で格別に多様なタンパクをつくるのが、免疫の中核を担う抗体の遺伝子とT細胞の抗原レセプター（TCR）遺伝子である。これらの遺伝子は本書では繰り返し登場するのでここでは説明しないが、ほとんど無限に多様な構造を生み出すように進化している（214ページ付録）。

2万2千個ある遺伝子のなかの、タンパクの構造を決める部分（エクソン）は、ゲノムの1％ほどにすぎない。しかし、それぞれの遺伝子はひとかたまりになっているわけではなく、イントロンと呼ばれる領域でいくつかに区切られて広がっており（図1-3）、また遺伝子の周辺には発現をコントロールする場所がいくつかある。というわけで、エクソン以外の部分を含めた領域は、ゲノムの25％ほどに達すると言

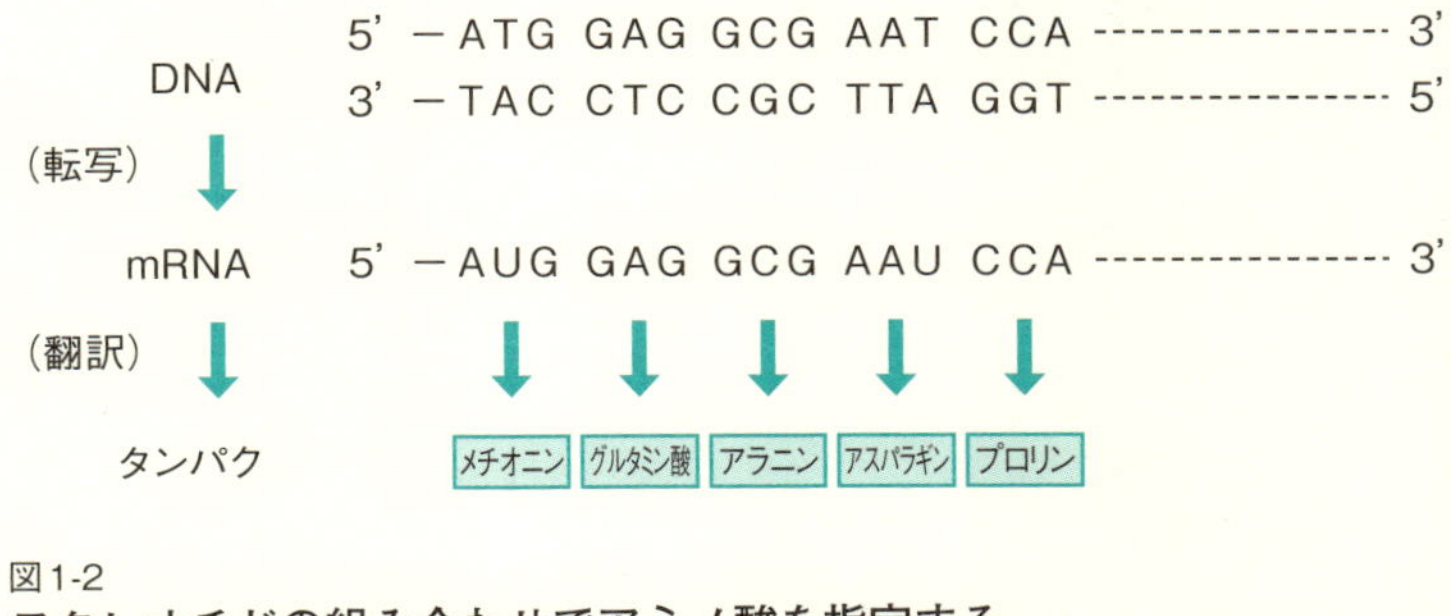

図1-2
ヌクレオチドの組み合わせでアミノ酸を指定する
ヌクレオチド3個で1つのアミノ酸を指定する。例えば、ATGはメチオニンを、GAGはグルタミン酸を、GCGはアラニンを指定する。

われている。

　また、残る75％の領域も遺伝子のスムーズな働きに何らかの役割をはたしているらしく、無駄なところはあまりないと考えられている。ただし、遺伝子間の領域やイントロンの多くの部分では、必ずしもＤＮＡのヌクレオチド配列が正確に保たれている必要はない。

　タンパクの構造を決める部分に変異がおこると、機能を失ったタンパク、機能が低下したタンパク、あるいは機能のコントロールができないタンパクがつくられることがある。また、遺伝子発現の調節にかかわる部位に変異がおこると、タンパクの産生量が低下したり、過剰につくられたりすることになる。このような変異が細胞の増殖やアポトーシスにかかわる遺伝子でおこると、がんの原因となることがある。

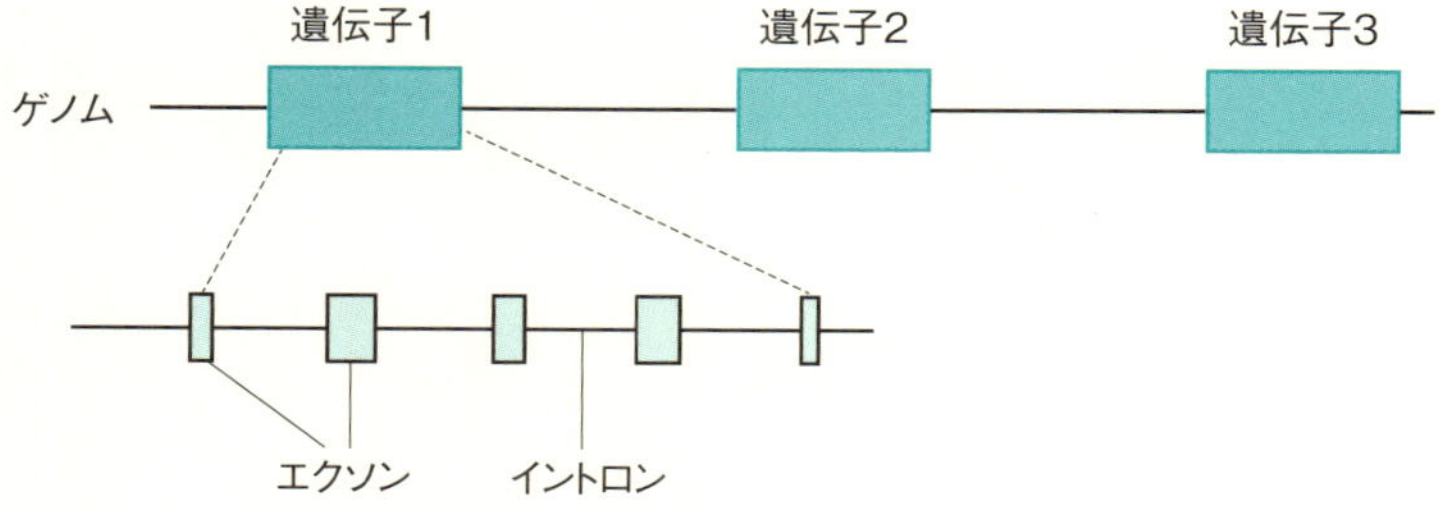

図1-3
ゲノムの中の遺伝子
ゲノムとして示した線は、図1-1に示したヌクレオチドの一連の連なりである。1つの遺伝子と隣の遺伝子の間は離れている。また、遺伝子内のアミノ酸を指定する場所（エクソン）は、イントロン（mRNAとして読まれるがタンパクにならない部位）で分けられている。

2 がんの原因となる遺伝子の変異

a．変異

がん細胞では何百ヶ所もの遺伝子変異が見られる例も多いのだが、これらの変異のほとんどは、がんの原因となっているわけではない。変異の多くは遺伝子の機能とは無関係で、どちらかといえば、がん細胞になったあとに生じたものである。

重要なのは、変異することでがんの原因となる遺伝子である。それらは、細胞の増殖、分裂、アポトーシス、DNAのエラー修復などに関連する遺伝子で、変異の原因は多様である。染色体の一部が欠落したり、染色体転座によって遠く離れた2つの遺伝子の一部ずつがつながってコントロールの効かない遺伝子ができたりすることがある。また、1つの遺伝子が縦列的に増えた結果として過剰にタンパクがつくられることもある。さらにはウイルスの感染によって遺伝子がうまく働かなくなることもある。最も多いのは、点突然変異である。これも多様なのだが、よくあるのはDNAを構成するA、G、T、Cの並びかたが1つ変化するものである。

また、タンパクの構造が変わる変異でなくても、タンパクの産生量が変化すればことでがん化につながることもある。例えば、遺伝子発現をコントロールする最も基本的な方式として、DNAのヌクレオチドにメチル基をつけること（メチル化）による発現抑制がある。メチル化のエラーはけっこう多いのだが、ゲノムの遺伝子部分、とくに発現のコントロールにかかわる部位が誤ってメチル化されると、タンパクがつくられなくなることがある。それが細胞分裂やアポトーシスにかかわる遺伝子だったら、がん化に結びつくことになる。

遺伝子あるいはゲノムは、ヌクレオチドA、G、T、Cからなる長い鎖である。DNAは相当に安定な構造なのだが、細胞分裂時にはたくさんの複製エラーが生じるし、平時でも細胞内外からのいろいろな作用によって損傷（キズ）を受ける。これらのキズの大多数は、何重にも用意されている修復機構によってもとに戻されるので変異とはならない。しかし、一部のキズは修復されず変異となる。変異が細胞の増殖やアポトーシスにかかわる遺伝子におこった場合には、がんの原因となることがある。

b. DNAの変異はタンパクに反映

遺伝子の変異は多様だが、細胞分裂に伴うDNA複製時におこる最もありふれた変異について考えてみよう。複製では膨大な数のエラーがおこるが、その大多数は修復される。しかし、修復されずに残るものもあり、そのような変異をもつ遺伝子がタンパクをつくると障害が出ることがある。ヌクレオチド1個が変わってもつくられるタンパクの構造は必ずしも変わらないのだが、場合によってはアミノ酸が1個入れ替わったタンパクができる。例えば、図1－2に示されているDNAで左から5番目のAがCに入れ替わると、アミノ酸はグルタミン酸からアラニンに変わる。アミノ酸が1個入れ替わってもタンパクとしての機能には支障がないことが多い。しかし、変異がおこった場所がタンパク分子の機能にかかわる部位だったら機能不全になったり、あるいはほかのタンパクやDNAと結合できなくなったりということがおこる。そのような変異で、細胞ががん化に向かう例は多い。

また、ヌクレオチドが何個か消失したり、つけ加わったりする変異もある。その場合は、3分の2の確率でタンパクがまったくつくられなくなる。1つのタンパクがつくられなくてもがんになる例は少ないのだが、細胞分裂やアポトーシスにかかわる遺伝子の場合はがん化につながることがある。もっと大がかりなエラーもある。例えば、2つの染色体がつなぎ替わることで、つなぎ目のところで新しい有害な遺伝子が形成される場合である。よく知られている例としては、慢性骨髄性白血病の原因となる融合遺伝子ｂｃｒ－ａｂｌがある（第4章）。

3 人間はがんになりやすいのか?

わが国の30%の人はがんで死亡するという事実がある。一方、がん化にかかわる突然変異がおこる部位を考えてみると、それはゲノムのなかの極微の部分にすぎない。それにしては、がんになる人が多すぎないだろうか。これは、ヒトの体が60兆個もの細胞からできていることを思い出せば理解できる。60兆個のなかのたった1個ががん細胞になっても、それが成長すればがんになるわけである。30%の人ががんで死亡するのだが、がん以外の原因で死亡した人もがん予備軍だったと考えて、少々荒っぽく全員(100%)ががんで死亡するとしよう。そうすると60兆の細胞を人生80年間ほど維持して、がんが発生するのは1回程度ということである。この値は、命の重さなどを云々するのでなければ、ずいぶんと小さい。すなわち、がんになる確率は非常に低いとも言えそうである。

「80年間でわずか1回」ということに関しては、もう少し説明がいるだろう。体内の細胞の多くは、体を維持するために必要な増殖を伴うので、毎日膨大な数の細胞が新しくつくられている。最も多くつくられるのは赤血球で、毎日2千億個ほどつくられる。赤血球には核はないが、それをつくる前駆細胞には当然ながら核があり、2千億個の細胞をつくるにはそれに見合う数の細胞分裂がおこなわれている。それなのにがんが発生するのは一生にわずか1回というのは、いかにも少ないと言ってよいだろう。

4　細胞のがん化を抑えている機構

この低いがんの発生率は、よく言われる「免疫監視機構」あるいは免疫反応のおかげなのだろうか？　いや、早まってはいけない。免疫を考える前に、がんを防ぐ最も基本的なメカニズムを理解しておく必要がある。がんは遺伝子の病気なのだから、がんから体を守るには遺伝子変異がおったときにそれを修復することが大切である。また、修復を逃れてがん化しそうになった細胞は、死んでもらうのがよい。

ゲノムは細胞分裂ごとに複製される。30億個のヌクレオチドからなるゲノム全体では、1回の細胞分裂で10万ヶ所におよぶエラーが発生するらしい。その1％ほどはタンパクの構造をつくる部分でおこっているのである。ＤＮＡへの傷害は、酸素呼吸により発生するフリーラジカルや、放射線、環境から取り込まれた発がん物質などの作用に起因するものもあり、これらを合計すると、複製エラーと同レベルのキズをDNAに与えているらしい。

DNAに生じるエラーやキズのほとんどすべては、DNA修復機構によって修復される。DNAが受けるキズは多様で、これらを修復するのに10種類以上もの修復機構が準備されている。修復機構は細胞が生きていくのに不可欠なものなのだが、これはがん化を防ぐ第1線の防御機構であるともいえる。

しかし、何事も完璧というわけにはいかない。ごく少数ながら、増殖にかかわる遺伝子におこったエラーが修復されずに増殖のコントロールができない細胞が出現することがある。そのような細胞では、アポトーシスの機構が働いて、細胞は自殺に導かれることになる。これが、がん化を防ぐ第2線の防御機構である。免疫ががんの阻止にかかわっているか否かは本書の中心的課題なので、以後順を追って考えることにする。免疫がかかわっているとしたら、アポトーシスを逃れてがんになった細胞を処理する役回りである。これは第3線の防御機構ということだろう。

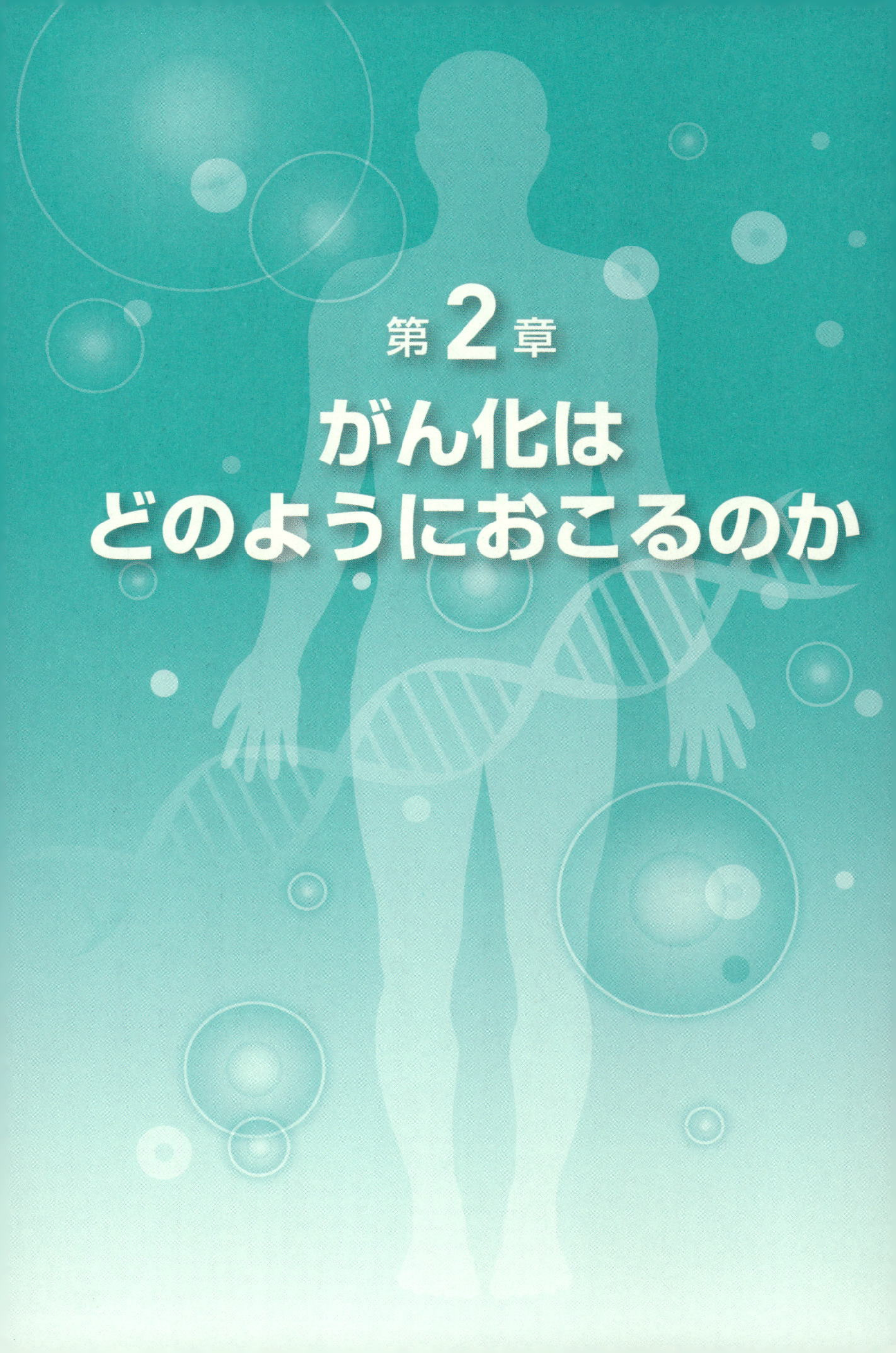

第2章
がん化はどのようにおこるのか

がん細胞というのは、過剰な増殖、周辺組織への浸潤、他臓器への転移、サイトカインの過剰産生などさまざまな歓迎されない性質をもっている。しかし、諸悪の根源はやはり過剰な増殖であろう。たいして増えないのであれば、ほかの性質はなんとか許容できそうである。ということで、過剰な増殖を中心に考えることにする。

がんは遺伝子の病気と言われるが、2万2千ほどの遺伝子のほとんどは、がん化には関係しない。故障することでがん化につながる遺伝子は、細胞の増殖、細胞サイクル（細胞分裂）、アポトーシス、DNAの複製エラーの修復、またはこれらの経路につながるもので、重要なものは150ほどである。

増殖や細胞分裂にかかわる遺伝子に変異が生じた細胞に、さらに近隣の細胞との接着にかかわる遺伝子に変異が生じるとか、場違いなサイトカインを大量につくるような変異が続くと、その細胞は健常な細胞とはかけ離れたものになっていく。変異が蓄積された細胞が多数生じると、そのなかから周辺の組織に潜り込むものや、ほかの臓器に流れていってがん細胞の塊をつくるもの、すなわち悪性のがん細胞が出現する。

1 がんは遺伝子の病気

20世紀初頭にＰ・ラウス（アメリカ）という人が、ニワトリのがん（肉腫）の抽出液中に素焼きで濾過されるがんの病原因子を発見した。その後の研究で、これがウイルスを含むこと、しかもこのウイルスががんの原因遺伝子をもっていることが示された。その遺伝子ｓｒｃというのは、もともとはニワトリの細胞増殖に関係する遺伝子であることも示された。ウイルスがこの遺伝子を取り込んで持ち運んでいるうちに遺伝子の一部が欠落して、細胞増殖の推進はできるが機能のコントロールが効かないタンパクをつくるように変化し、このウイルスに感染した細胞が恒常的に増殖を続けるようになったのである。この変異した遺伝子はｖ－ｓｒｃ、正常なもとの遺伝子はｃ－ｓｒｃと呼ばれる。

ｓｒｃの発見は、がんが遺伝子の病気であると理解されるきっかけになった。発見当初は、原因遺伝子が細胞をどのようにがんへと導くのかは不明だったのだが、その後の研究で多くの原因遺伝子が発見されるとともに、細胞の増殖や分裂、アポトーシス、ＤＮＡ修復などのメカニズムが明らかになり、これらにかかわる遺伝子の故障ががんの原因になることが明らかになってきた。以下で発がんにかかわる遺伝子について、いくつかの例を見てみよう。

2 増殖コントロールの故障

細胞の増殖は、細胞表面にある受容体（レセプター［R］）に増殖因子が結合することによって始まる（図2-1）。例えば、上皮細胞増殖因子（EGF）のレセプター（EGFR）の細胞内部分にはアミノ酸の1つであるチロシンをリン酸化する機能がある（チロシンキナーゼ）のだが、通常は活動していない。EGFRにEGFが結合すると、細胞質内領域のチロシンキナーゼが働きだし、チロシンの1つを自己リン酸化する。自己リン酸化されたEGFRは、下流のシグナル分子を呼び込んで一連の反応を始める。シグナルは多様な経路に伝えられるのだが、図には2つの経路、すなわち細胞増殖とアポトーシス阻止の経路を簡略化して示している。

増殖因子で活性化されたレセプターは、タンパク（A）を呼び込んで活性化させる。活性化されたタンパクAはタンパクBを活性化する。すなわち、レセプターで受けた外部からのシグナルはA→B→C→Dと、それぞれが次のタンパクを活性化する方式でシグナルを増幅しつつ伝えられる。最後の分子（D）は転写因子（17ページ用語解説参照）で、標的となる細胞増殖にかかわる遺伝子を活性化する。

増殖因子とレセプターは細胞の種類によって異なる。すなわち、増殖因子はEGFのほかにFGF（線維芽細胞増殖因子）、PDGF（血小板由来増殖因子）、VEGF（血管内皮細胞増殖因子）などがあり、それぞれに対応するレセプターを発現する細胞種がある。これらのレセプターはいずれも、EGFレセプター（EGFR）と同じく細胞内部位にチロシンキナーゼ機能をもっており、同様の方式でシグナルを伝える。増殖因子レセプターが異なっても、シグナルを伝える伝達系は共通のものが使われている。

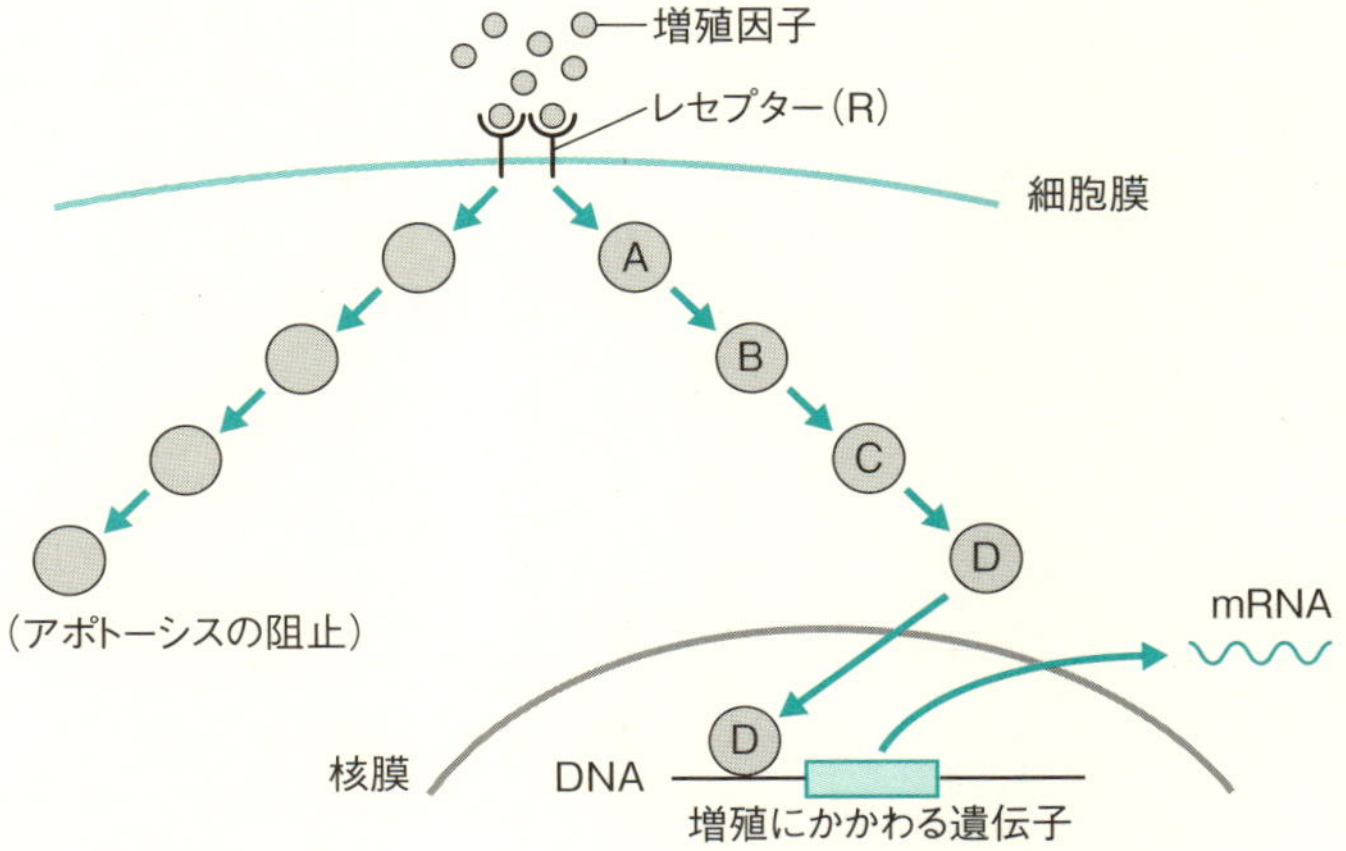

図2-1
増殖因子からのシグナル伝達
例えば、EGFレセプター（R）に増殖因子が結合すると、2個のレセプターが会合することでシグナル伝達が始まる。伝達経路は、伝達の調節とともにシグナルの増幅も担っている（図は、実際の経路よりも簡略化して示している）。

この伝達システムのＲ、Ａ、Ｂ、ＣあるいはＤの遺伝子に変異がおこって常に活性化しているタンパク分子がつくられるようになると、レセプターに増殖因子が結合しなくても増殖シグナルが核内に常時伝えられて、細胞の増殖は止まらなくなる。すなわち、これらの遺伝子はいずれもがんの原因になり得る。なお、レセプターに結合する増殖因子の遺伝子が変異してがん遺伝子となる例は少ないのだが、例えば、ｓｉｓのように血小板由来増殖因子（ＰＤＧＦ）のＢ鎖が変異したがん遺伝子もある。

すでに述べたように、増殖のコントロールが故障しただけでがんになるわけではない。細胞サイクルやアポトーシスにかかわる遺伝子の故障が重なることで、がん細胞らしくなってくる。近隣の細胞との接着にかかわる遺伝子や血管新生にかかわる遺伝子のコントロールが利かなくなると、悪性のがんとなる。

3 がん遺伝子とがん抑制遺伝子

がんにかかわる遺伝子をもう少し見ていこう。がん遺伝子、がん抑制遺伝子という言葉がよく使われるが、これらは特定の遺伝子の名前ではなく、遺伝子グループの呼び名である。いずれも遺伝子変異などによって故障することでがんの原因になる。

増殖に限らず、細胞サイクル、アポトーシスなどにもたくさんのタンパク分子がかかわっている。それぞれのタンパク分子はこれらの機能の進行に何らかの役割を担っているのだが、促進的に働くものだけでなく、必要なときに進行を止めるなど抑制的に働くものも含まれている。前項の図2-1に示しているように、増殖を促進するタンパクの遺伝子のどれか1つに変異が生じて常に活性化状態にあるタンパクをつくるようになると、増殖が止まらなくなる。このように変異した遺伝子はがん遺伝子と呼ばれる。変異する前の遺伝子は「がん原遺伝子」という。一方、増殖や細胞サイクルなどの抑制にかかわる遺伝子が変異して、抑制の役割を果たせないタンパクをつくるようになった場合も増殖が止まらなくなる。そのような遺伝子は、「がん抑制遺伝子」に分類される。がん遺伝子とがん抑制遺伝子の違いについては、図2-2に示している。

がん抑制遺伝子のなかでは次項で説明するp53が最も重

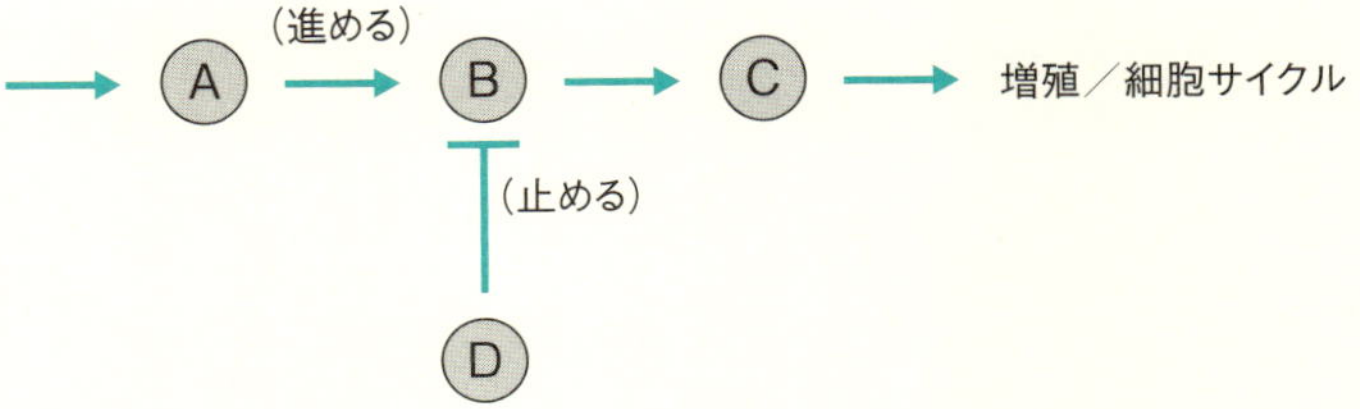

図2-2
がん遺伝子とがん抑制遺伝子
増殖、細胞サイクルなどにかかわるシグナル伝達経路で、タンパクA、BまたはCをつくる遺伝子が変異して常に活性化しているタンパクをつくるようになると、増殖が止まらなくなる。すなわち、A、B、C遺伝子はがん遺伝子の予備軍である。タンパクDの遺伝子はがん抑制遺伝子の予備軍である。なお、アポトーシスに関与するタンパクの場合は逆で、促進に働くタンパクの遺伝子ががん抑制遺伝子になる。

要なのだが、ここでは最初に発見された網膜芽細胞腫の原因遺伝子Ｒｂについて説明しよう。

細胞は分裂によって増殖するが、その分裂の1周期を細胞サイクルと呼ぶ（図2-3）。細胞サイクルにはＤＮＡ合成（Ｓ）と細胞分裂（Ｍ）の前後にそれぞれの準備期（Ｇ1とＧ2）があり、Ｇ1→Ｓ→Ｇ2→Ｍという段階を踏んで進む。それぞれの段階には、多くのタンパク分子が協力して進められる。各段階には、エラーなく進行しているか否かのチェックをおこなう機能が準備されていて、エラーがあればサイクルの進行を止めて修復をおこない、それが無理ならアポトーシスへ導くことで安全を確保するようになっている。

Ｒｂタンパクは、Ｇ1→Ｓの時期に細胞サイクルが勝手に進まないように抑える役割を担っている。Ｒｂ自身はＤＮＡに結合しないのだが、転写因子Ｅ2Ｆに結合、または解離することによって遺伝子発現をコントロールする。すなわち、Ｒｂはサイクルを前へ進めるべきときにはリン酸化されることでＥ2Ｆから離れ、自由になったＥ2Ｆは遺伝子に結合できるようになって、細胞サイクルを進める。ところが、突然変異によって、いつもＥ2Ｆとは結合できないタンパクがつくられるようになると、サイクルは動きっぱなしになってしまい、がん化しやすい細胞になるわけである。

がん抑制遺伝子は、父親由来と母親由来の両方の遺伝子が活性を失った場合にがんの原因となる。1つの細胞の中で両方の遺伝子に変異がおこる確率は低いので、ほとんどの例は片方の遺伝子に先天的な欠損があって、残る一方に新しく変異が生じることでがんになる。なお、Rb遺伝子は網膜芽細胞がんに限らず、肺がん、大腸がん、乳がんなど、いろいろながんの原因となっている。

4 p53──ゲノムの守護神

がんの原因となる遺伝子のなかで最も重要なものは、がん抑制遺伝子p53と言ってもいいだろう。p53は、放射線や化学物質などによる外部からの傷害や、ほかのがん遺伝子の活性化など細胞内からの危険情報に対応している。がんから体を守る第1線（遺伝子修復）と第2線（アポトーシス）の防御機構（第1章）全体をコントロールする役割を担っている遺伝子である。

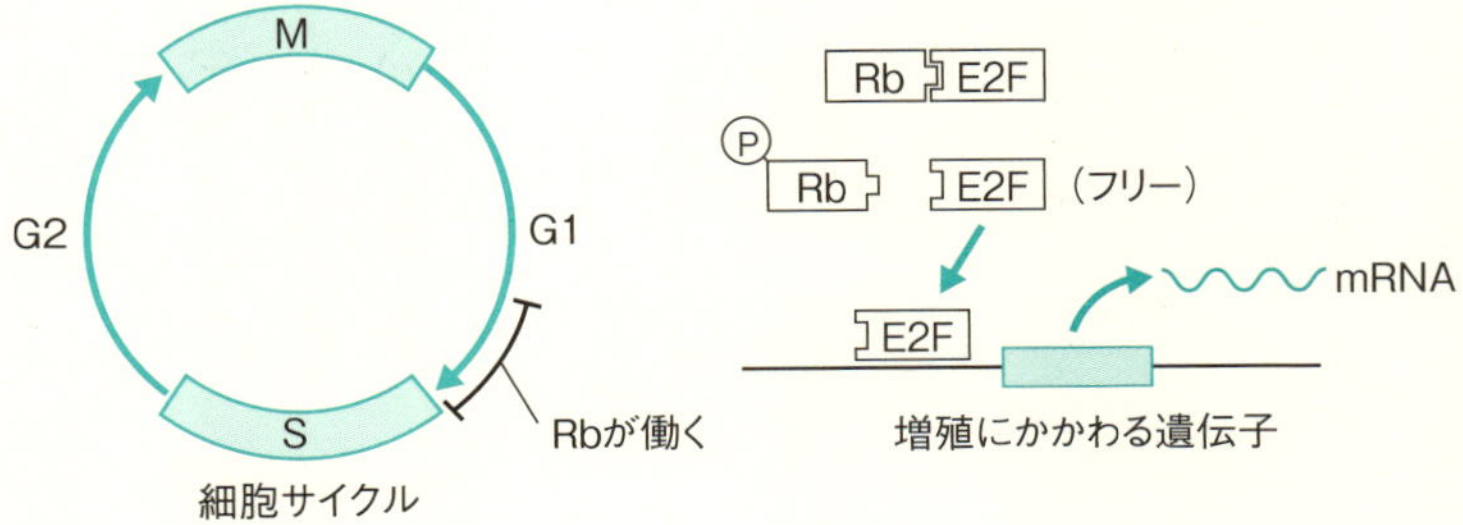

図2-3
細胞サイクルにおけるRbの働き
Rbはリン酸化されるとE2Fから離れる。フリーになったE2FはDNAに結合して転写活性を示す。

その働きがあまりに際立っているので、ｐ53は「ゲノムの守護神」とか「遺伝子の管理者」と呼ばれることがある。

図２－４に示すように、正常な細胞ではｐ53タンパクは分解されて少量しか存在しないのだが、ＤＮＡの損傷、異常な増殖シグナル、低酸素などのストレスが加わるとｐ53をリン酸化する酵素やアセチル化する酵素が活性化されて、ｐ53の活動を促す。活性化されたｐ53は細胞サイクルを止めるとか、ＤＮＡ修復機構を始動させるなど、多様な指令を出す。細胞が生きることがかえって体にとってよくない場合は、細胞を自殺（アポトーシス）させる。すなわち、間違った遺伝情報をもった細胞が生き延びて子孫細胞を残すことを許さないのである。ｐ53は３００種類もの遺伝子に指示を与えると言われている。

がん化の防止にこれほど役立っているがゆえに、ｐ53遺伝子が故障すればがんになりやすくなるのはやむを得ない。実際に、がんの約50％でこの遺伝子に変異または発現異常がある。ｐ53に変異などがないがんでも、その多くはｐ53の機能に関連するタンパクの遺伝子に変異が生じている。

最初にｐ53遺伝子に変異または発現異常がおこって、がんになるということは、もちろんあるだろう。しかしどちらかといえば、たくさんある増殖やアポトーシス関連の遺伝子のどれかに変異がおこって増殖が止まらなくなった細胞が、なんとかがん細胞にならずにもちこたえていたところにp53遺伝子の変異が生じて、やむなく本物のがん細胞になるというのが、最もあり得るストーリーではないだろうか。

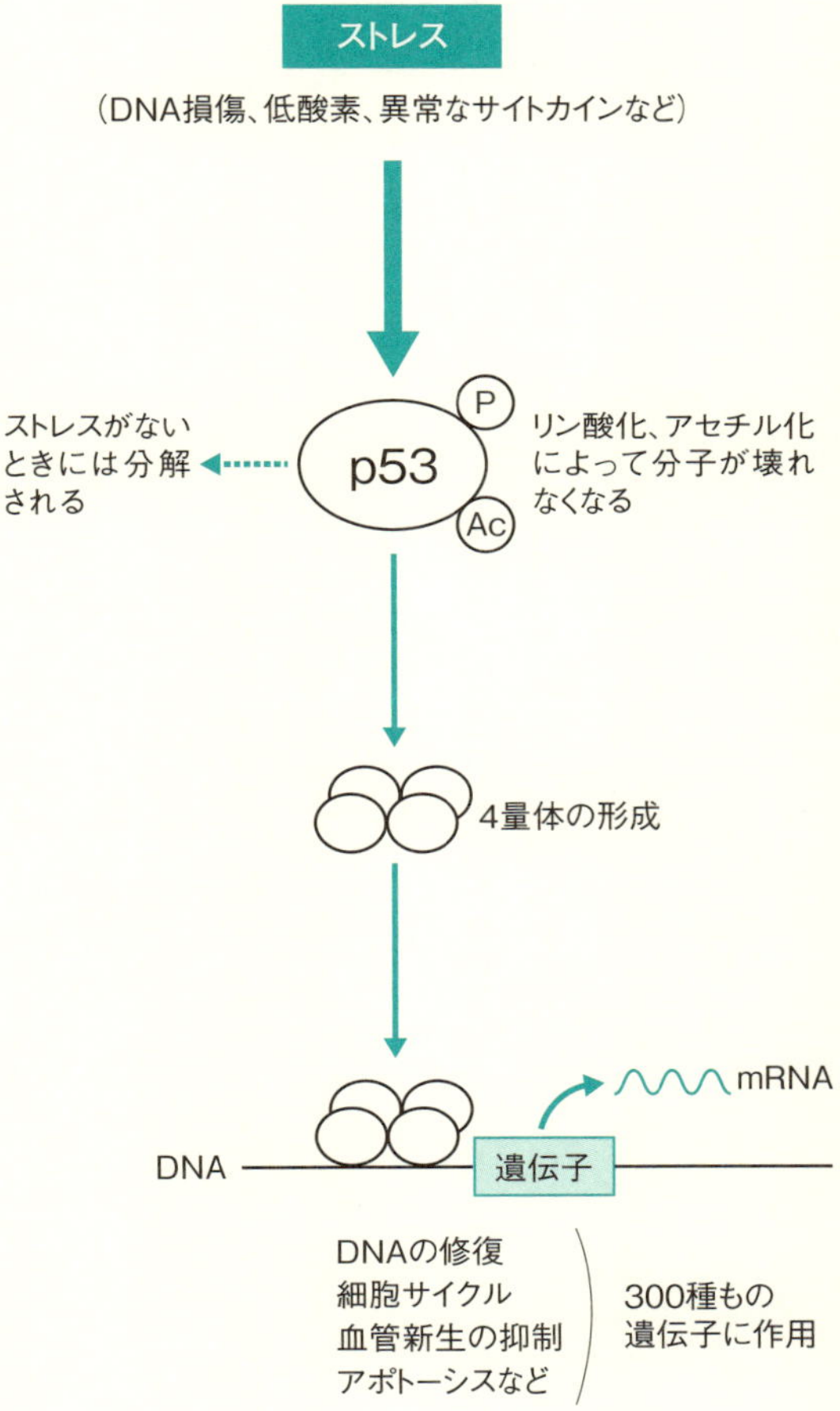

図2-4
p53の多様な働き
P53は、放射線、活性酸素、活性化したがん遺伝子、低酸素などのストレスによって活動を始める。

5 ウイルス感染による発がん

がんの15％近くはウイルスが原因とされている。がんの原因となるウイルスはそれほど多いわけではなく、よく知られているものは、パピローマウイルス、EBウイルス、成人T細胞白血病（ATL）の原因となるHTLV－1ウイルス、B型肝炎ウイルス、C型肝炎ウイルスなど、数種類にすぎない。がんの原因ウイルスというのは、例えばインフルエンザウイルスの場合のように、感染した人の多くが発症するというものではない。ウイルスが原因であれば感染を恐れなくてはならない面はあるが、予防することが可能という利点もある。

がんは遺伝子の変異によっておこる病気だという話をしたばかりだが、ウイルス性がんのほとんどは、感染によってがんの原因となる遺伝子の変異がおこっているわけではない。ウイルス由来のタンパクが、細胞の増殖やアポトーシスにかかわるタンパクに対して何らかの作用をおよぼすことが、がんの原因となる。ウイルスの作用を受ける分子はウイルスの種類によって異なり、また感染する細胞種もウイルスごとに異なるので、発がんのメカニズムやがんの種類もウイルスごとに異なる。

例えば子宮頸がんは、ヒトパピローマウイルス（HPV）の感染者にしか発生しない。すなわち、このウイルスが原因であることは確かなのだが、がんの発生は感染者の1％以下である。HPVは、がんの原因となるタンパクを少なくとも2種類つくる。その1つは細胞サイクルの制御にかかわるRbタンパクの活性を阻害し、ほかの1つはp53タンパクの分解にかかわっている。HPVに関しては、ワクチンがつくられて若年女性への投与が世界各国で実施されている。ただ、副作用が出ることがあり、その頻度が、とくにわが国ではやや高いのが残念なところである。

ATLはわが国の九州地方に多い白血病として発見されたのであるが、南アメリカ、アフリカ、カリブ海地方でも見られる。これはレトロウイルスHTLV-1がT細胞に感染することによっておこる。レトロウイルスというのはRNAウイルスで、感染後にDNAとなって細胞のゲノムに入り込む。感染者の一部では、このウイルス遺伝子（DNA）が活性化されてタンパクをつくることがある。ウイルス由来のTaxと呼ばれるタンパクには、宿主T細胞のいろいろな遺伝子を活性化する作用や、p53タンパクの機能を阻害する作用があり、細胞をがん化に向かわせる。実際にがんが発生するのは、感染した人の2～5％とされる。なお、HTLV-1は母乳によって子に伝わる。母親が感染者の場合は母乳を与えないことで、子への感染頻度が明らかに低下することから、予防が可能であることが実証されている。

6　免疫反応または炎症による発がん

炎症というのは必ずしも免疫反応と関連しているわけではないのだが、免疫反応が体内で実行されれば、そこは炎症の現場となる。炎症はがんを抑制することもあるが、一方でがんを助長することもある。

例えば、パピローマウイルスが原因の子宮頸がんやEBウイルスが原因のバーキットリンパ腫（B細胞のがん）では、免疫反応は発がんを抑制する方向に働く。これはウイルス性のがんだから当然ということもできる。しかし、一方で、ウイルス性のがんでありながら免疫が逆に発がんの促進に働く例もある。例えばB型あるいはC型肝炎ウイルスの感染では、免疫反応に伴う慢性的な炎症によってがんが誘発される。慢性炎症の現場では、細胞の増殖や活性化をもたらすいろいろなサイトカインが長期間にわたって放出され続ける。また、マクロファージなどの食細胞からの活性酸素の放出も長期間続き、遺伝子変異の要因となる。このような状況下では、細胞ががん化へと導かれる確率が高くなるわけである。

Ｔ細胞やＢ細胞が欠損する免疫不全ではがんが発生しやくなる、という観察結果が話題になることがある（第４章）。これはがんに対して免疫が働いている証拠として語られることが多いのだが、この考えかたは必ずしも正しいわけではない。ある種の免疫不全では、例えば消化管などで感染がおこりやすく、これを簡単に駆除できないので、おもに自然免疫による慢性的な炎症が続くことになる。その炎症が原因で、近隣の細胞が長期にわたって刺激を受けてがん化すると考えることができる。

7 浸潤と転移

浸潤とは、がん細胞が隣接した組織や臓器に広がっていくことであり、転移はがん細胞が別の臓器へと遊走して新たながん組織をつくることである。どのような臓器もリンパ管によって近隣のリンパ節へとつながっているので、がんが発生した臓器に隣接するリンパ節に転移巣ができやすい。それゆえに、がんの手術では近隣のリンパ節を取り除く操作がおこなわれる。感染症では、感染局所近くのリンパ節は免疫応答の拠点として強い免疫反応がおこる場所なのだが、がんの場合は残念ながらそういうわけにはいかない。

上皮性のがん、すなわち「癌」は、リンパ管を通って転移する（リンパ行性）例が多いのに対して、非上皮性のがん、すなわち肉腫では血行性の転移が多いとされる。血行性の転移は、臓器間に見られる一定の血液の流れに乗っておこる傾向がある。したがって、すべての血液が戻ってくる肺への転移は多い。また、大腸がんは門脈を通って肝臓へ転移しやすい。しかし、この流れと一致しない転移はいくらでもあり、それらはがん細胞の好みというか、がん細胞と特定の組織とのなじみやすさが関与しているらしい。

健常な上皮細胞は、細胞表面に発現しているカドヘリン、クローディンなど多様なタンパク分子によって、近隣の細胞としっかりとくっついている。結合していることで、組織としての構造と機能を保つだけでなく、互いの細胞の増殖を抑制するシグナルも交わしている。したがって、がん化していない大腸の細胞が肝臓に流れついて、そこで小型の大腸組織をつくるということはあり得ない。

上皮細胞ががん化して、細胞接着にかかわるこれらの遺伝子の発現が抑制されると、隣接する細胞との結合力が低下し、上皮構造から離れることになる。細胞のかたちが変わり、運動性も獲得する。また、がん細胞が浸潤・転移するには、基底膜を破るためにラメニンやコラーゲンを分解する必要がある。がん細胞では、そのための酵素活性が高くなっている。さらに、細胞外基質（ＥＣＭ）となじむためのタンパク（インテグリン）を発現することで、間質組織の中を血管まで移動することが可能になる。

血管にたどりついた細胞は、血管壁の隙間を広げて血管内へと出ていく。がん細胞は行きついた先の臓器となじむために必要な接着分子を発現するとか、血管をつくらせるための増殖因子を産生するなど、さらに多くのプロセスを経る必要がある。一口に転移といっても、これほど込み入ったプロセスを踏まなければならないので、転移に成功するがん細胞は、１万個に１個もないとされている。

なお、転移のそれぞれのプロセスにかかわる分子は、治療の標的ともなり得る。例えば、接着分子や血管形成にかかわるタンパクなどに対するモノクローナル抗体によって、転移そのものや転移巣の増大をある程度抑えることが可能である。

8 がんの幹細胞

細胞増殖がほとんどない心臓や脳は別として、多くの臓器にはそれぞれの臓器の細胞をつくり出す幹細胞と呼ばれる細胞がある。老化など何らかの不具合で死んでいく細胞を補うことで臓器としての機能やかたちを保っているのである。最も活動的なのは造血幹細胞で、日々大量の血液細胞をつくり出している。がんにもやはり幹細胞があり、がん細胞全体の1万分の1から100分の1は幹細胞であるとされている。

増殖能に関しては幹細胞ではないがん細胞のほうが旺盛で、これらの細胞が体に不具合をおよぼすのであるが、幹細胞にはもっと困った面がある。幹細胞は通常はあまり増殖していないので、抗がん剤や放射線に抵抗性が高い。また、抗がん剤治療後に薬剤耐性のがん細胞を生み出すこともある。さらに、幹細胞は転移巣をつくる機能が高いと考えられている。

幹細胞ではないがん細胞を処分することも当然ながら重要な治療なのだが、がん幹細胞を処分することができなければ、がんの根治はできない。その意味でも、免疫を利用する治療に期待が寄せられている。

第3章

なぜ免疫の利用が求められるのか

免疫の機能は、本来は感染症に備えるために発達したものである。これをがんの治療に利用しようというのだから、少々の無理はある。それでもやはり、免疫が使えそうだという考えかたが古くからあり、現に免疫による治療が成功している例が多くある。免疫機能の利用には、どのような利点があるのだろうか。一般におこなわれている主要な治療法と比較して見てみよう。それぞれの効能を比較検討することによって、免疫をより有効に適用できる道が見えてくるかもしれないという期待もある。

1 治療法による作用点の違い

がんに対してどのような治療法を採用するのがよいかは、がんの種類だけでなく悪性の程度、進行度などによっても異なり、画一的に論じるのは難しい。また、同じがんと言っても、例えば膵臓がんと前立腺がんを一緒に論じるなど無謀かもしれない。しかし、個々のがんの違いを考慮していると、効能の比較は難しくなる。ここではがんの性質を大幅に単純化して、それを異常に増殖する自分の体の細胞の集合体という程度に考えて、治療法による効果の違いを検討してみる。

がんに対して、一般的には外科療法（手術）、放射線療法、化学療法（抗がん剤）

が用いられる。近年では、がんのおもな原因分子に標的を定めた新しい抗がん剤（分子標的薬）がつくられて、白血病や一部の固形がんに対して効力の高いものもあり、抗がん剤をひとくくりにすることは難しいが、手術、放射線と対比させれば、やはりこれも抗がん剤というカテゴリーに属する。以下には、これら3種の主要な治療法に免疫の利用を加えて、それぞれがどんな特徴をもっているのかを考えてみる。

治療に役立つには、できることなら次の3つの性質を全部もっていてほしいわけである。

①がん細胞に対して強い殺傷力をもっている
②がん組織へ限局的に作用する
③全身のどこへでも向かうことができる

手術はがんを取り去るのだから、①と②については完璧に近いと言えよう。③もある程度は可能なのだが、微細な転移が多発している場合には対処できない。また、脳の中の生命維持にかかわる部分には手が出せないということもある。放射線も手術と似て、①と②の点では合格である。放射線は全身または広域に照射することで、白血病やその他のがんの微細な転移巣にもある程度の対応はできるのだが、その場合は②を放棄することになる。すなわち、健常なほかの組織への傷害が加わることになる。

手術と放射線について本書でこれ以上のことを議論するつもりはないが、いずれも治療手技が高度に改良されて、転移が多発しない固形がんでは高い治療効果が期待できるレベルにあることは周知のことである。

抗がん剤は①と③は合格なのだが、②が満たせない。すなわち、作用が健常組織におよぶので、①を十分に発揮できる量の投与ができないことが問題である。実は分子標的薬は、②を満たすために開発されたのであり、一部のものはそれに近い性質をもっている（後述）。

このように、手術、放射線、抗がん剤のいずれも②と③を同時に満たすことができない。これががん治療における大問題なのである。そこで免疫に目を向けてみる。微生物などの異物抗原に対する反応から判断すると、免疫は全身のどこへでも向かうことができて、しかも標的に対して特異的に作用する。もしも免疫ががんに特異的に向かうことができれば、②と③を同時に満たすことになる。これが免疫への期待が高い理由といえよう。また、異物抗原への反応を見る限り、標的に対する強い殺傷力を示し、①を満たす。がんに対しても異物抗原に対するように作用できるのであれば、①、②、③すべてを満たす理想の治療法といえよう。

しかしながら、がん細胞は本来、自分の細胞なので、免疫はこれを攻撃することができない。あるいは、攻撃力が強く抑制されている。すなわち免疫をがんに向かわせる場合には、①がとくに問題となるのである。免疫反応への抑制を外すことで、異物抗原に対するように強く攻撃できるように仕向けることもできるのだが、その場合は②が問題になる。自己の分子であるがん抗原に対する反応が表に出ると、健常組織への作用も顕わになる。特定の抗原に特異的な抑制だけを取り去ることは困難なので、多様な自己分子に対する免疫反応が現れ、重篤な自己免疫病に陥ることもある。これらは免疫を利用するがん治療における根源的な問題であり、本書の主要なテーマでもある。第7章、第8章で免疫における認識の根本の問題を理解したあとに、第9章で再度考えることにする。

2 抗がん剤をうまく使えないか？

免疫では①と②の両立が難しいのであれば、免疫を利用するよりも抗がん剤に②の性質をもたせるように工夫するほうが早道かもしれないという見かたがある。抗がん剤をがんに選択的に作用させる試みは現実におこなわれており、化学的方法、物理的方法、抗体を用いる方法がある。

a．化学的方法

前項でも言及したことだが、がん細胞だけに作用してほかの細胞にはまったく作用しない抗がん剤をつくることができれば、①、②、③をすべて満たすことができるはずである。

がん細胞に特異的に発現し、しかもがんの原因になっている分子が見つかれば、その分子の機能を阻害することで、がん細胞を選択的に攻撃することができる。完全にがんに特異的な機能分子というのはないのだが、それに近い分子の機能を阻害する薬剤（分子標的薬）がすでに数十種類はつくられている。その多くは、細胞の増殖にかかわるシグナルを核内の遺伝子に伝える経路（図2-1参照）を止める薬剤である。このシグナル伝達経路の最初のタンパク分子、すなわち増殖因子レセプターの細胞内部分はチロシンキナーゼである。分子標的薬の多くは、このチロシンキナーゼの役割を抑制する薬剤である。

レセプターではないチロシンキナーゼもある。例えば、造血系の幹細胞、または前駆細胞で第22染色体と第9染色体間で転座がおこることがある。新しくできた染色体はフィラデルフィア染色体として古くから知られているのだが、この融合部分で2つの遺伝子がつながって常に活性化されたチロシンキナーゼをつくる遺伝子（ｂｃｒ-ａｂｌ）ができる。このチロシンキナーゼ（ＢＣＲ-ＡＢＬ）は、増殖とアポトーシス抑制の両法のシグナル経路を活性化させることで、白血病（おもに慢性骨髄性白血病）の原因となる。この酵素の働きを阻害するイマチニブまたはダサチニブという薬剤は、非常に有効な治療薬である。白血病の種類や病期によって結果は異なるが、80％を超える患者に12ケ月間の寛解をもたらした例もある。ただし血液系細胞以外のがんでは、分子標的薬がこれほどの効果を示すわけではない。

上皮成長因子の受容体（レセプター）（ＥＧＦＲ）の自己リン酸化をつかさどるチロシンキナーゼの阻害剤イレッサも、非小細胞肺がんに対して効果的な治療薬として使われている。このような分子標的治療薬は優れた治療効果を上げているのだが、がんを根治できるというものではない。また、適用できるがんの種類も限られている。標的となるチロシンキナーゼなどのタンパクは健常細胞でも働いているわけだから、副作用も決して小さいわけではない。

b. 物理的方法

抗がん剤を直径10ナノメートルの高分子に結合させて静脈投与することで、がん組織に選択的に送り込む方法が前田浩氏（崇城大学教授）によって開発されている。抗がん剤ががん組織でうまく働くように、化学的および生物学的な工夫も加えられているのだが、10ナノメートルという大きさを選んだことに注目して物理的方法とした。

正常な血管の隙間は2〜6ナノメートルであるが、がん組織の血管は粗製濫造で隙間が数100ナノメートルにもなる。抗がん剤を直径10ナノメートルのポリマーに結合して投与すれば、健常組織では血管から漏れ出ることはなく、がん組織で選択的に外へ出る。この方式による組織立った臨床試験はおこなわれていないようであるが、すでに治療に応用されていて、非常によい成績が得られているという。

前田氏の方式は、がん組織に攻撃を集中させるという意味で免疫の利用と目的が一致している。免疫を利用する場合と同じく、一定の比率の患者では完治に近い効果があるとされている。将来的には、免疫による治療との連携も考えられるだろう。

c．モノクローナル抗体

がん細胞の表面の分子に対するモノクローナル抗体は、それ自体が抗がん作用を示すものもあり、これらは一般には分子標的薬に加えられている。抗体自体の抗がん作用が低いものは、抗がん剤や放射性同位元素をがん細胞の近くに送り届ける担体として利用される例（ミサイル療法と呼ばれる）がある。この方式は、抗がん剤（放射性同位元素を含む）に②の性質をもたせることを目指している。実際にはモノクローナル抗体はがん細胞だけに結合するとは限らず、①〜③のすべてがうまくいくには、なお課題がある。

3 免疫のさらなる利点

ここまでの話だけでは、免疫は分子標的薬や物理的方法に負けそうな感じがしないでもない。そこで、少し先走って、第9章に出てくる話の一部をもち出そう。免疫による治療効果は格別に高いのだということを、頭に入れておいてほしいのである。

免疫の中核を担うT細胞を利用する治療は、全員に有効というわけではないのだが、一部の患者には完治に近い効果が見られる。この章の初めで、手術、放射線、抗がん剤との比較をおこなったときには、このことには言及しなかったが、それは、比較が困難だからである。

手術と放射線による治療は、例えば検診などで初期がんが発見された、見た目では健康な人とほとんど変わらない人達に対して適用されることも多い。このような例では転移もなく、完治またはそれに近い効果が得られやすい。一方、抗がん剤は手術や放射線治療が適用困難な患者に対しておこなわれる。免疫の利用に至っては、そのほとんどは、リンパ節転移のあるステージⅢ、または遠隔転移のあるステージⅣで、抗がん剤も効かないと判定とされた患者が対象となる。放置すればほぼ確実に死亡する患者に対して、ある程度の延命効果が出ればよしとして適用されるのである。

つまり、免疫を用いる治療の効果を手術や放射線による治療効果と比較するのは難しいが、薬剤と免疫に限れば比較してもよいだろう。薬剤では、白血病の例を除けば、分子標的薬を含めて完治に近い効果というのは例外的である。ところが、免疫を利用した治療では完治に近い例がかなりの程度（悪性黒色腫に限れば約40％）で見られる。よいことばかりを言うのはひかえるべきではあるが、やはり夢のある治療法なのである。少し先走ってしまったが、詳しくは第9章で述べる。

第4章

がんの治療に免疫を利用する

免疫の働きはきわめて強力である。ふつうに健康に生活しているぶんには免疫の力に気づきにくいが、例えば先天的に免疫機能が完全に欠損している人は、身辺に住みついているふつうの細菌の侵入も止めることができず死亡する。すなわち免疫による守りは不可欠である。我々はそのような免疫機能によって、天然痘やペストなどの恐ろしい感染症の流行があっても生き延びてきたのである。免疫機能が発見された当初から、これをがんの治療に利用しようという試みが始められたのもうなずける。

免疫を利用する治療では、「がん抗原」という言葉が使われる。抗原と呼べば、がんはいかにも異物という感じがして、がんに対して容易に免疫を利用できそうに思えてくる。しかし、実際には、がん抗原の多くは自分の体内の正常なタンパク分子であり、簡単には免疫は働かない。とはいえ、現実に免疫の力でがんを治せる場合があるのだから、どこか不思議な感じがする。

本章では、がん治療に免疫を利用するいろいろな試みを一通り説明する。しかし、免疫に関しては後ほど（第5章〜第8章）説明することになる。免疫に関する基本用語については、17ページを参照してほしい。

1 免疫監視機構と免疫応答

「がん細胞は日々たくさん生まれているが、それらは免疫機能によって未然に摘み取られている」という意見があり、これは「免疫監視機構」の働きによるとされている。免疫学の基礎を築いたF・M・バーネットの意見に基づいているという事情もあって、やや無造作に受け入れられている。がん治療への免疫の利用も、この免疫監視機構の延長線上にあるように言われることが多い。しかし、このあたりは、少し注意深く考えたい。

免疫監視機構に関連する研究について少し説明を加えておこう。胸腺がなくてT細胞がつくられず、B細胞もほとんど機能しないヌードマウスでは、期待に反して、がんの発生が多発するということはない。これは免疫監視機構が存在しない証拠とされた。ところが、ヌードマウスはがん細胞を殺す機能をもつナチュラルキラー（NK）細胞の活性が非常に高いことが知られ、この実験結果では免疫監視機構の存否を論じることはできないとされた。

その後、抗体の遺伝子とT細胞の抗原認識レセプター遺伝子の発現に不可欠なRA

G2遺伝子を人為的に破壊したマウス（RAG2 KOマウス）では化学発癌剤の投与でがんが多発することが知られ、これが免疫監視機構の存在を示す証拠とされている。人間でも、抗がん剤投与などで免疫不全になった患者ではがんが多発するので、免疫ががんを抑制しているのは間違いないと考えられるようになった。

しかし、免疫監視機構の存在を直接的に証明するのは難しい。免疫不全の動物や患者で多発する常在菌の感染に伴う慢性炎症が、発がんをどの程度助長しているかなど、なお考慮すべき問題点が残されている。

がんと免疫の関係については、免疫監視（排除相と呼ばれる）から発して、がんと免疫が戦い続ける平衡相、さらに安定的にがんが成長する逃避相などと続く説明が加えられている。いかにもという感じの説明なので、これでがんと免疫の関係がわかったような気になりやすい。ただ、注意深く考えたいと筆者が主張するのは以下の点である。突然変異によってがん細胞に明らかな抗原性が生じたら、免疫によって排除されるのは当然であろう。これはふつうの免疫反応であって、「免疫監視機構」などと特別視する必要はない。一方、すでに大きくなったがんは抗原性が弱いのだが、これを「逃避相」などと呼んで、できてしまったがんに対する免疫反応を「免疫監視機構」の一環のように思わせると、自己分子に近いがんの抗原に対してぎりぎりのところで頑張っている免疫細胞の働きに注意が向かなくなる。それは避けたいと思う。

　本書では、できてしまったがんに対する免疫の戦い、さらには免疫を利用するがんの治療を主題に考えている。したがって、がん抗原とはどのようなものか、がん抗原に反応できる免疫細胞はどのように存在が確保されているのか、またがん抗原に対する免疫応答はどのようにおこるのかなどについて、詳しく検討することになる。この章では、まずは、がんに対して免疫を利用する試みを一通り理解することにしたい。

2 炎症を利用する試み

　19世紀末にアメリカの外科医が、がん患者に細菌を感染させたり、あるいはがんの局所に細菌を注射したりすることによって、がんをある程度退縮させることに成功したと言われている。これは、細菌に対しておこる免疫反応または炎症反応によってがん細胞を攻撃しようという試みの一例である。第2章で述べた「炎症による発がん」とは矛盾するようだが、必ずしもそうではない。発がんは長期間にわたる慢性の炎症によるもので、こちらは急性の強い炎症を利用するものである。

　この流れを汲んで、20世紀半ばには結核のワクチンに使われるＢＣＧや溶連菌の菌体、あるいはその成分をがん患者に投与して免疫機能を活性化させる試みもおこなわれた。これらは、アジュバント療法と呼ばれる。わが国で民間療法としておこなわれている丸山ワクチンも、その一例といえよう。ＢＣＧは膀胱がんなど一部のがんには有効とされて現在でも用いられているが、ほかのがんでは効果は限定的である。

3 GVH反応――はからずも免疫療法の先駆けとなった

ＧＶＨ（graft versus host）反応あるいはＧＶＨ病という言葉をご存じだろうか。Ｇはグラフト、すなわち移植する骨髄または臍帯血細胞のことであり、Ｈはホスト、すなわち移植を受けた患者（レシピエントともいう）のことである。Ｇ（骨髄や臍帯血）に含まれる少数のＴ細胞が、Ｈ（患者）の細胞や組織を攻撃することをＧＶＨ反応と呼び、重篤で治療を要するものはＧＶＨ病と呼ばれる。

白血病など血液系がんでは、抗がん剤がかなり有効である。しかし、抗がん剤の量が増えれば骨髄での造血も傷害を受け、骨髄移植や臍帯血移植が必要になる。また、骨髄移植を前提として大量の放射線を全身照射する治療法もある。このように、骨髄や臍帯血を移植することの本来の目的は、抗がん剤や放射線によって減少した血液細胞を補うために造血幹細胞を補充し、患者の体内で血液細胞をつくらせることであった。

患者自身の骨髄をあらかじめ採取、保存して用いるか、あるいは幸運にも一卵性双生児の同胞がいる場合は、これをドナーとすればヒト組織適合遺伝子であるＨＬＡ（第6章）を含むすべての遺伝子が同じなので、ＧＶＨ反応はおこらない。また、ふつうの兄弟姉妹間でも、患者と同じＨＬＡタイプを両親より受け継いでいる人がいる場合は、この人の骨髄をもらえば重篤なＧＶＨ反応はおこらない。そのようなわけで、初期にはこれらのドナーからの移植がおこなわれていた。

しかし、患者自身の骨髄細胞を使えば、混入している白血病細胞によって再発する可能性がある。また、他人ではＨＬＡタイプが完全に一致するドナーが得られる確率はきわめて低い。このような事情で、片親由来のＨＬＡタイプが一致する兄弟姉妹間や親子間、さらに、たまたま片方のＨＬＡタイプが一致した他人からの移植がおこなわれるようになった。他人の場合には、もう片方のＨＬＡタイプもなるべく一致点の多いものを選ぶのだが、それでも強いＧＶＨ反応がおこる。ところが、治療経過を追ってみると、ＨＬＡタイプの完全一致例よりも片方のＨＬＡタイプだけが一致している組み合わせ、言い換えれば片方のＨＬＡタイプは異なっている場合のほうが、治療効果が少しばかりよいことがわかってきた。骨髄や臍帯血に少数含まれているT細胞によって引きおこされるGVH反応が、白血病などのがん細胞をも攻撃することで治療効果が出ていたのである。これは、GVL効果と呼ばれている。

今では、白血病は抗がん剤治療で完治することもある。とくに小児の場合は完治率が高い。しかし、白血病でも再発する例は少なくないし、再発時には抗がん剤耐性になっている例もある。そのような患者に、骨髄または臍帯血移植を伴う治療をおこなうと、GVL効果によってある程度は治癒率が上がる。しかし一方で、GVH病による死亡例も少なくなく、これが骨髄や臍帯血の移植による治療の普及を困難にしている。とはいえ、GVL効果があるという事実は、T細胞の機能をがん治療に応用できることを意味している。しかも、場合によっては完治またはそれに近い治療効果があることが示されたことの意味は大きい。

4 ナチュラルキラー（NK）細胞の働き

ナチュラルキラー（NK）細胞というのは、ウイルスに感染した細胞やがん細胞を殺す細胞として発見された細胞であり、体細胞が感染やがん化に伴って発現するストレス分子を認識して細胞を殺すことで知られる。殺す方式はキラーT細胞と事実上同じなのだが、抗原を特異的に認識することはできなくて、自然免疫系に属する。動物実験では、がんの治療にも使えることが示されていたのだが、ヒトでの抗がん作用ははっきりしない面があった。

抗がん作用がはっきりしなかった理由は、現在では明らかにされている。実はNK細胞は、自分の体の細胞を簡単には殺さないように抑制されているのである。もう少し詳しく言えば、NK細胞は自己の細胞に発現しているHLA分子（第6章）、とくにHLA-C分子を認識することによって抑制されるのである。ただ、HLAタイプの異なる他人の細胞からは抑制を受けないので、他人のがん細胞に対してはキラー活性を強く発揮できる。この性質を利用して、骨髄や臍帯血の移植においてNK細胞が抑制を受けないHLAタイプをうまく選ぶことで、白血病その他のがんの治療に利用する治療がおこなわれている。

また、もっと直接的に健常者の血液中のNK細胞だけを取り出してがん患者に移植することで治療する方法も試みられている。NK細胞ではGVH病がおこりにくいようなので、将来的には安全で効果的な治療法として、より広く利用されるようになるかもしれない。また、乳がん、前立腺がんなどではHLAをしばしば欠失していることが知られている。このようながんもＮＫ細胞の標的となると考えられる。

5 がん抗原

がん抗原に対して免疫応答をおこさせて治療しようとする試みは、がんのワクチン療法と呼ばれる。ワクチンというのは、良質な抗原があって初めて可能なのだが、「がん抗原」というのは何度も言及したように、多くは自分の体の正常なタンパク分子であり、良質な抗原とは言いがたい。とはいえ、がん抗原に対して免疫が応答する例は多い。しかし、応答はするのだが、強力に抑制がかかっていて、その機能を役立てることは簡単ではない。すなわち免疫を実行できない状態になっているのである。

がん抗原と呼べそうなものは、１００種類ほどある。そのうち免疫を利用する治療に使えそうなものは20種類ほどで、その一部を図４-１に示している。このなかにはがんの原因遺伝子の産物（ＷＴ１、ｐ53、ＨＥＲ２）も含まれている。これらは遺伝子変異によって新しい抗原性を獲得しているもののほかに、大量につくられることでがんの原因となっているものもある。

ＥＧＦＲｖⅢ（ＥＧＦＲの変異したもの）やＨＥＲ２（ＥＧＦＲと類似のレセプ

タータンパク）は細胞表面に発現するがん抗原であり、モノクローナル抗体による治療の対象となる。一方、WT1、p53、MAGE、NY-ESO-1、Melan-A／MART-1、サバイビンなど、がん抗原の多くは細胞内で発現する分子であり、ペプチドに分解されてクラスI分子の溝に挟まれて細胞表面に出される（第6章）。これらは抗体の標的となることはできないが、T細胞によって認識されるので、T細胞による治療の対象となる。MAGEとNY-ESO-1はがん以外にはほぼ精巣にしか発現されず、がん精巣（CT）抗原と呼ばれる。精巣はクラスIを発現しないので、T細胞による治療の副作用が軽いとされている。

BCR-ABLは、染色体転座によって新しくつくられた遺伝子bcr-ablがつくるタ

がん抗原	発現するがん	細胞内外
WT1	多くのがん	内
p53	多くのがん	内
HER2	乳がん、胃がんなど	表面
EGFRvIII	乳がん、卵巣がん、大腸がん、胃がんなど	表面
MAGE	非小細胞肺がん、メラノーマなど	内
NY-ESO-1	メラノーマ、膀胱がん、前立腺がんなど	内
Melan-A/MART-1	メラノーマ	内
サバイビン	多くのがん	内
BCR-ABL	慢性骨髄性白血病など	内
突然変異エピトープ	多くのがん（おもに固形がん）	おもに内
CD20、CD19	Bリンパ腫、急性Bリンパ球性白血病	表面

注）CD20、CD19は、本来はがん抗原ではない。

図4-1
がん抗原とがんが発現する抗原

ンパクである。bcr-ablはもともと、存在しない遺伝子なので、がん「遺伝子」とは呼びにくいのだが、がんの原因となる遺伝子ではある。

CD20、CD19も表に加えている。これらはふつう、がん抗原とは呼ばれないのだが、がん細胞が発現し免疫による治療の対象になるという意味で、がん抗原と言えなくもない。正常なB細胞の表面にある分子（分化抗原）であるが、白血病またはリンパ腫になっても強く発現している。それゆえに、モノクローナル抗体による治療の標的抗原として使われている。

突然変異で分子構造が変化していないがん抗原は自己の分子そのものであり、免疫応答がおこれば自己免疫病の危険性がある。MAGEやNY-ESO-1でさえも、精巣以外にも少量は発現しており、まったく安全というわけではない。一方、p53などは突然変異をおこしている例が多く、がんに対する特異性の高い免疫反応が期待できる。さらに、肺がんやメラノーマなどの固形がんの細胞は増殖を繰り返すうちにけっこうたくさんの遺伝子に突然変異がおこっており、その結果として新しい抗原性をもつ場合がある。突然変異は患者ごとに異なるのでこれも「がん抗原」とは呼びがたい面があるのだが、抗原の本来の意味からすると、これこそががん抗原というに値するといえよう。ネオ（新生）抗原として注目されている（第9章）。

ＥＢウイルスによるリンパ腫、パピローマウイルスによる子宮頸がん、ＨＴＬＶ－１ウイルスによる成人Ｔ細胞白血病、肝炎ウイルスによる肝がんなどでは、ウイルス抗原ががん抗原でもある。ウイルスは明らかに異物なので、ワクチンとして用いて免疫を成立させることも可能である。現に子宮頸がんワクチンは一般に使用されており、予防効果が認められている（第２章）。

なお、腫瘍マーカーと呼ばれる血液中に検出される一群の分子、例えばＡＦＰ（α－フェトプロテイン）、ＣＥＡ（がん胎児抗原）、ＣＡ19・９などがある。これらはがんが出現したことを示すマーカーとして使われている。一部の腫瘍マーカーはタンパク分子であり、免疫を利用する治療の標的として使える可能性がある。例えばＣＥＡは、大腸がんのワクチン抗原として試みられている。

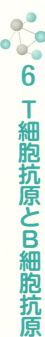

6 Ｔ細胞抗原とＢ細胞抗原

図４－１をもう１度見よう。細胞表面に発現するものと細胞内に発現するものに分けられている。抗体あるいはＢ細胞は細胞表面分子を認識できるが、細胞内の分子は認識できない（図４－２－ａ）。抗体の標的になり得るもの（Ｂ細胞抗原ともいう）

は、表中では、HER2、EGFRvⅢ、CD20、CD19である。

一方、キラーT細胞が認識するがん抗原というのは、細胞表面に発現するタンパクだけでなく細胞内で働くもの、さらに細胞外に放出されるものも含まれる。細胞内でつくられるすべてのタンパクは、自己分子であれウイルスの分子であれ、ペプチドに分解されてHLAクラスI分子の溝に挟まれた状態で細胞表面に出される（図4-2-b）。これらのタンパク抗原（クラスIとペプチドの複合体）を認識するT細胞が存在し、応答することができれば、自己抗原であってもT細胞による治療対象になり得る。

ヘルパーT細胞が認識し応答するのは、おもに外来抗原であるが、がん抗原であっても応答することはできる。すなわち、応答できるヘルパーT細胞が少しはある。樹状細胞は、細胞外から取り込んだタンパクをペプチドに分解してクラスII分子の溝に挟んで提示する。樹状細胞によって提示されることで、ヘルパーT細胞は活性化される（第6章）。ヘルパーT細胞はキラーT細胞の働きを助けるという重要な役割を担っているのだが、それ自身ががん細胞を攻撃するわけではない。なお、HLA、クラスI、クラスIIなどの用語も第6章で説明する。さしあたっては図4-2-bを見ながら納得していただきたい。

7 ワクチンの試み

感染症に対しては、効果的なワクチンがたくさんつくられている。例えば、はしか、ポリオ、インフルエンザなどのウイルス感染症では、弱毒化したウイルスや不活化したウイルスを1、2回接種することで、長期間にわたる予防効果が得られる。BCGなどの細菌や破傷風毒素（タンパク）でも同じく抗原特異的な免疫応答を引き出し、予防が可能である。ウイルス性のがんについても、子宮頸がんの例のように予防接種できるワクチンをつくることができる。しかし、ほかの多くのがんに対しては、予防接種をするのは無理である。どのようながんが発生するかわからないので、予防的に接種す

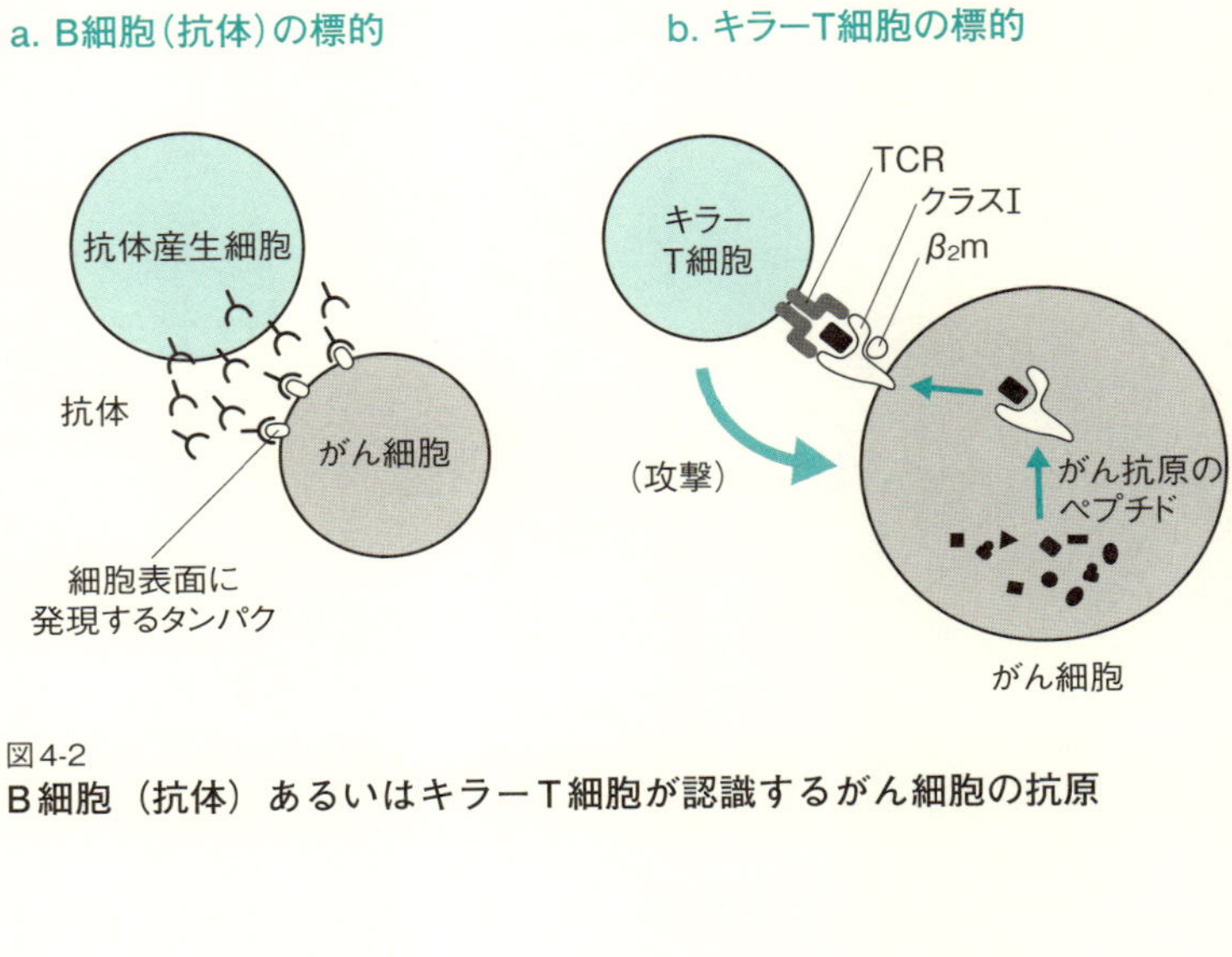

図4-2
B細胞（抗体）あるいはキラーT細胞が認識するがん細胞の抗原

ることはできないという事情もあるのだが、仮に発生するがんの種類が予測できたとしても予防接種で発がんを回避するのは難しい。

がんワクチンというのは、すでにがんが発生した患者に対して、がん抗原を何らかのアジュバント（免疫の効果を高める物質）とともに注射することによって、免疫を引きおこして延命させようという試みである（治療ワクチン）。抗原としてタンパクを使用するのは経費がかかりすぎるという事情もあって、多くはT細胞が認識できるペプチド（タンパクの一部分）を合成して用いられる。しかし、その効果は、一部の患者に数ヶ月ほどの延命効果が認められるという程度であった。ところが近年に至って、ワクチンの改良が進み、高い効果が得られるようになってきた。これについては第10章で説明する。

8 モノクローナル抗体

抗体というのは抗原に特異的に結合するタンパク分子で、これをつくるのはB細胞である。がん治療に使われる抗体はモノクローナル抗体といって、多くはマウスなど異種動物のB細胞に由来するものである。動物由来の抗体分子はそれ自体が異物抗原であり、これを投与されたらアレルギー反応がおこる。そこで、抗体分子の大部分がヒト由来となるように遺伝子工学的につくり変えたものが使われている。

モノクローナル抗体は、医薬品のなかでは分子標的薬の一部として位置づけられている。しかし本書では、免疫による治療の仲間に入れることにする。抗体は抗原特異性をもつ紛れもない免疫機能の役者だからである。

a．モノクローナル抗体のつくりかた

モノクローナル抗体の多くはマウスの抗体産生細胞を利用してつくられるのだが、がん抗原に限らずヒトの分子はマウスにとっては異物なので、比較的容易に抗体がつくられる。図4-3-aに示すように、ヒトのがん

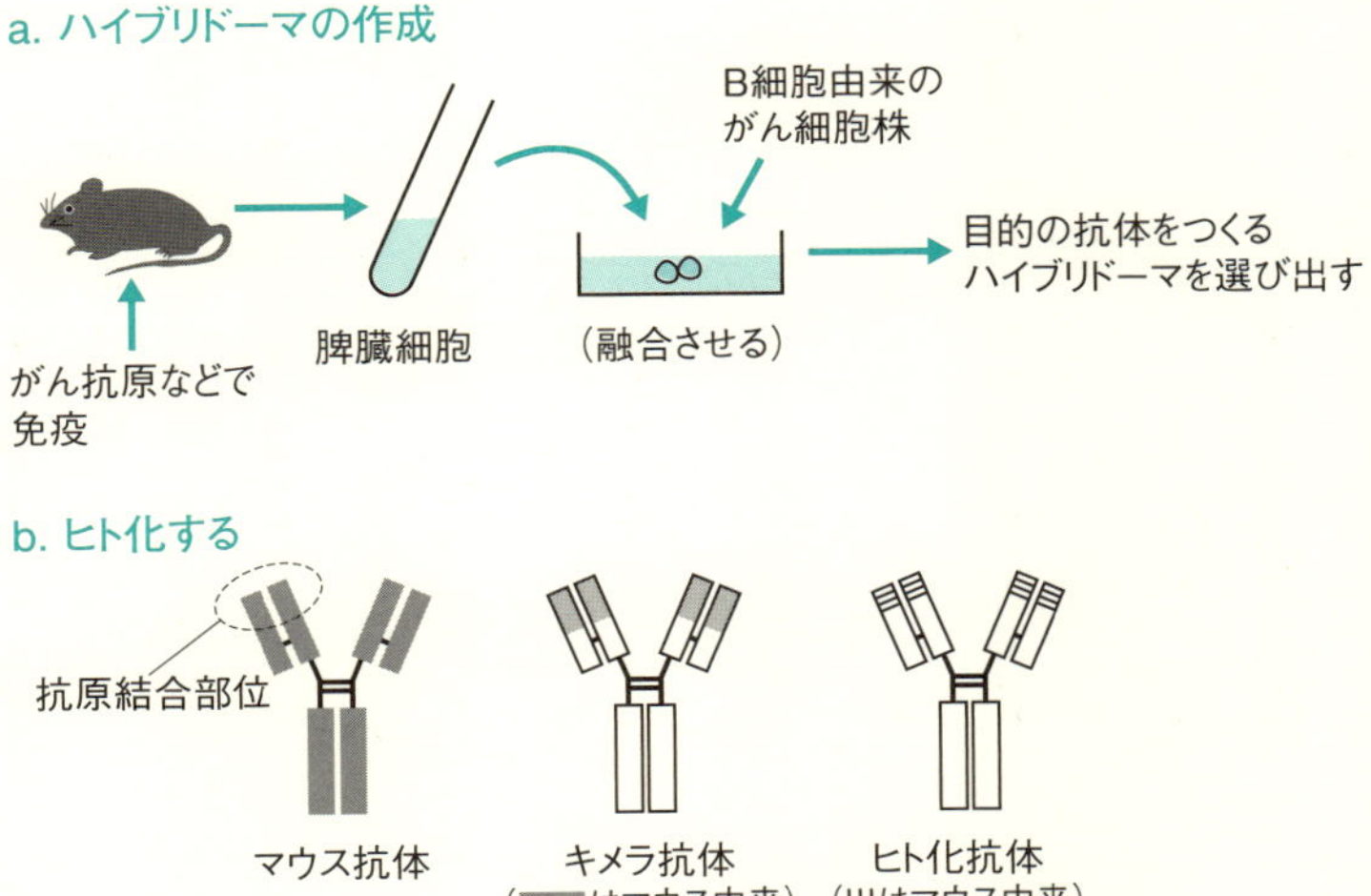

図4-3
モノクローナル抗体のつくりかた
ヒト化は遺伝子操作でおこなうのだが、ここにはタンパクのイラストで示している。

抗原で免疫したマウスの脾臓またはリンパ節から採取した抗体産生細胞1個と、B細胞由来のがん細胞1個を融合させる。ハイブリドーマは無限に増殖するので、目的とする抗体を無限につくることができる。ただ、このままだとハイブリドーマはマウスの抗体をつくる。昔はマウスの抗体が治療に使われていたし、現在でもまだ使われているものがあるのだが、ヒトにとってマウスの抗体分子は異物である。これを投与すると患者の体内でマウス抗体分子に対する抗体がつくられ、重篤なアレルギーをおこして治療が継続できなくなる。そのため現在では、広く使われているモノクローナル抗体のほとんどは、遺伝子操作によって抗体分子の大部分がヒト抗体遺伝子由来となるようにしたものである。

図4－3－bにはマウス抗体、キメラ抗体、ヒト化抗体などと書かれている。キメラ抗体とは、抗原と結合する部位だけがマウスのもので、それ以外はヒトの抗体分子に入れ替えたものである。ヒト化抗体とは、マウス抗体の抗原と結合する微小部分だけを残して、ヒト抗体分子におき換えたものである。ヒト抗体というのもあるが、これは人間から採取した抗体という意味ではない。ヒト抗体遺伝子（214ページ付録a．参照）の大部分を導入したマウスがつくられていて、このマウスに抗原を注射するとヒトの抗体がつくられる。すなわち、このマウスの抗体産生細胞からつくったハ

イブリドーマはヒト抗体をつくるのである。また、ウイルスにヒトの抗体遺伝子を組み込んで抗体分子をつくらせ、そのなかから抗原と反応性を示すものを選び出すモノクローナル抗体作製法（ファージディスプレイ法）もある。

b．モノクローナル抗体の効果

図4-4に、がん治療に用いられているモノクローナル抗体のうち、よく知られているものを示している。細胞表面抗原に対するモノクローナル抗体で、明確な効果を発揮できるがんは必ずしも多くはない。最も成功しているのは、B細胞系のリンパ腫が発現するCD20に対する抗体である。すでに述べたように、CD20というのは正常なB細胞の表面に

抗　体	治療対象
リツキシマブ（抗-CD20）	非ホジキンリンパ腫など
トラスツズマブ（抗-HER2）	乳がん、胃がん
ベバシズマブ（抗-VEGF）	大腸がん
イピリムマブ（抗-CTLA4）	メラノーマ、非小細胞肺がんなど
ニボルマブ（抗-PD-1）	メラノーマ、非小細胞肺がんなど
モガリズマブ（抗-CCR4）	ATLなど
ゲムツズマブ（抗-CD33）[a]	AML
イブリツモマブ（抗-CD20）[b]	濾胞性B細胞非ホジキンリンパ腫
カツマキソマブ（抗-EpCAM、CD3）[c]	消化器系その他のがん
ブリナツモマブ（抗-CD19、CD3）[c]	急性Bリンパ球性白血病

a：細胞傷害薬結合
b：St^{90}結合
c：二重特異性抗体

mAbの呼び方：
—omab（オマブ）　マウス抗体
—ximab（キシマブ）　キメラ抗体
—zumab（ズマブ）　ヒト化抗体
—umab（ウマブ）　ヒト抗体

図4-4
がん治療に用いられているモノクローナル抗体（mAb）の例

も発現している分子で、いわゆるがん抗原ではないのだが、B細胞由来のがん（とくに非ホジキンリンパ腫）は恒常的に発現しており、抗-CD20はこのがんの治療に用いられている。CD19は、少し未分化なB細胞が発現する抗原である。抗-CD19抗体は二重特異性抗体として、おもに急性Bリンパ球性白血病の治療に用いられている（第9章）。

正常なB細胞はCD20を発現しているのだから、抗-CD20抗体を投与すると体内からB細胞がほとんどなくなるという副作用がある。しかし数ヶ月間ほどB細胞がなくなって抗体がつくれなくても、細菌感染に対しては抗生剤でカバーできる。また、抗体の投与をやめればB細胞は比較的容易に再生するというのが、このケースの利点である。しかし、健常組織が傷害を受けても大丈夫という例は多くはない。例えば、腎臓細胞や神経細胞が発現する細胞表面抗原に対する抗体が長期間にわたって投与されたら、腎臓や神経が強く傷害されて回復できない事態になるかもしれない。健常組織への作用は、がんの種類あるいは抗体薬の種類ごとに検討される必要がある。

トラスツズマブ（抗-HER2抗体）は、おもに乳がんに、また胃がんの治療にも用いられている。すなわち、このモノクローナル抗体は固形がんの治療に有効である。しかし、がん細胞表面分子に対する抗体だけで固形がんに効果がある例は少ない。抗体ががん細胞を攻撃するためには、抗原ががん細胞の中ではなく細胞表面に、しかも十分な数が安定的に発現している必要がある。そのような細胞表面抗原に抗体が結合すると、以下の3種の反応によってがん細胞が傷害されることが期待される（図4-5）。すなわち、①補体（第5章）が活性化されて最終的にはがん細胞に穴をあけて溶解させること、②食細胞が寄ってきて抗体が結合しているがん細胞を食べること、③ナチュラルキラー（NK）細胞が寄ってきて抗体が結合しているがん細胞を殺すことである。

しかし、これらの効果が期待されているとはいっても、実際はなかなか思うようにはいかない。とくに補体は、自己の細胞に対しては簡単には働かないようにコントロールされている。

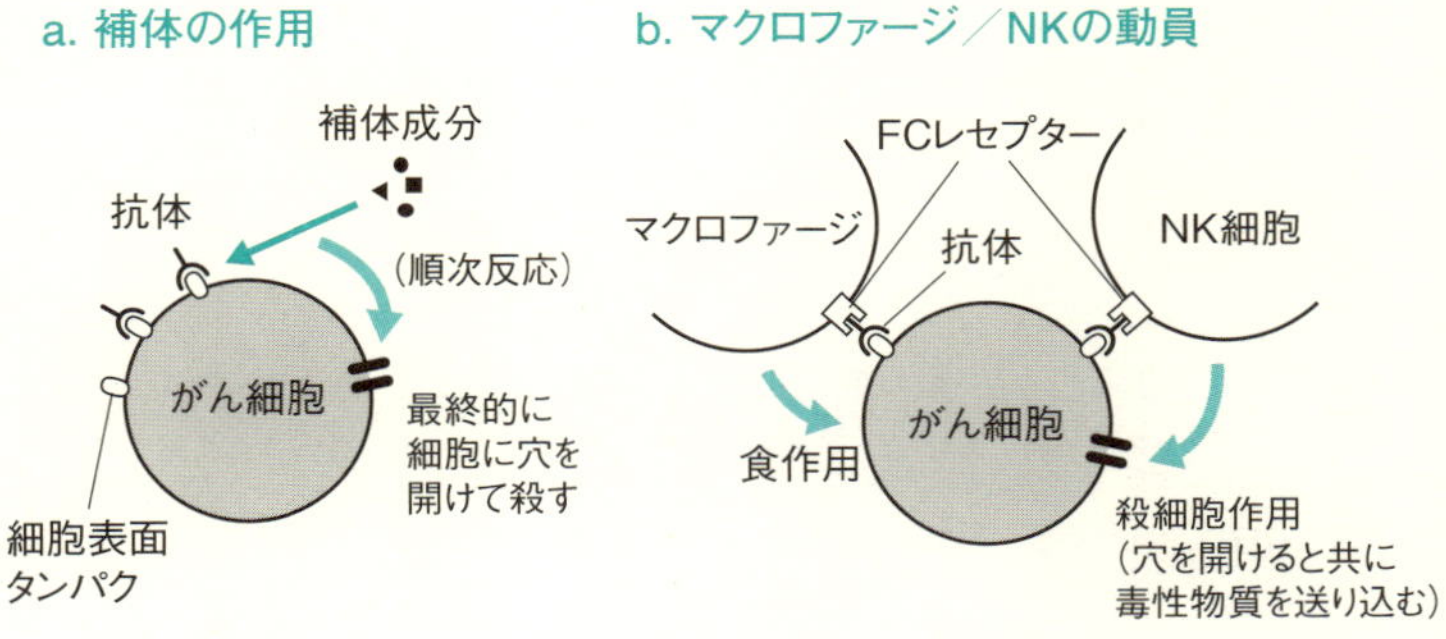

図4-5
抗体が関与するがん細胞への攻撃
補体は、実際には自己の細胞であるがん細胞に対してはあまり働かない。

食細胞やＮＫ細胞にしても、細胞表面へのがん抗原の発現量が少ないと、抗体が結合していても効果が出せない。さらに、抗体がかかわる攻撃に対して感受性が低い細胞も多いようである。そこで、抗体分子に遺伝子工学的に細工を加えて補体の結合性を高くするとか、ＮＫ細胞が作用しやすくする努力が重ねられて、効果的なモノクローナル抗体がつくられている。

さらに、ゲムツズマブ、イブリツモマブのように、細胞に傷害を与える薬剤や放射性同位元素を結合させせたものも使用されている。コストは上がるが、抗がん効果は明らかに高くなる。ほかのモノクローナル抗体も、薬剤等を付ける工夫が検討されており、将来的には多くの抗体は何らかの修飾を施されて使用されることになるかもしれない。

モノクローナル抗体は、がん細胞に対して直接的に傷害を与えるもの以外に、増殖因子あるいは増殖因子レセプターに結合して増殖シグナルをブロックするものや、がんへ栄養を供給する血管の新生を止める目的で使われるものもある。さらに、将来的にはがんの幹細胞を標的とする抗体がつくられることが期待されている。

9　T細胞の利用について

T細胞の利用については第9章、第10章にまとめる予定だが、先に少しだけ話をしておこう。抗体が標的となり得るがん抗原は細胞表面分子に限られているのだが、キラーT細胞の場合は、細胞内で発現するタンパクも細胞外で発現するタンパクも認識の対象となる。細胞内でつくられるタンパクの断片（ペプチド）はHLAクラスI分子に挟み込まれた複合体として細胞表面に運ばれてくるのだが、キラーT細胞はその複合体を認識するのである。それゆえに、T細胞が認識するがん特異的分子の種類は、抗体（B細胞）の場合よりも格段に多い。

がんの治療に免疫を利用するというのは、そのほとんどはT細胞を利用することである。がんワクチンも、がん抗原特異的なT細胞を活性化・増殖させようという試みのひとつである。また、もっと直接的に、がん組織の中に入り込んでいるキラーT細胞を取り出して増殖させ、患者に戻すこともおこなわれている。

そして、近年おおいに注目されているのは、免疫の抑制にかかわる分子に対するモノクローナル抗体の利用である。この種の抗体を投与することによって、患者の体内にあるがん特異的なキラーT細胞を活性化することができる。図4‐4中のイピリムマブ、ニボルマブ、モガリズマブは、それぞれCTLA4、PD‐1、CCR4に対する抗体であるが、CTLA4、PD‐1はいずれもT細胞の表面にあって機能の抑制を受けるための分子である。また、CCR4は活性化した制御性T細胞が強く発現している。これらの抗体を投与することによって、患者自身の体内にありながら抑制されているがんに対するキラーT細胞を働かすことができる。

また、カツマキソマブとブリナツモマブはいずれも、がん細胞表面抗原に特異的な抗体とT細胞表面の抗原レセプターからのシグナルを細胞内に伝える分子に対する抗体を、遺伝子工学的につなぎ合わせてつくられた二重特異性（bs）抗体である。bs抗体は、がん細胞と体内にあるT細胞を密接させることによってがんを攻撃させることを目的としている。ごく微量でT細胞をがん細胞に向けて動員することが可能である点で、有望な抗体とされている。

がんに対する免疫というのは、自分の分子（自己抗原）に対する免疫反応という免疫機能の根源にかかわる問題を含んでおり、そこを避けて通れば、やはり上滑りの話になってしまう。そこで、まずは第5章〜第8章で免疫機能とはどんなものかを理解した後に、第9章、第10章でT細胞を利用するがん治療について考えたい。

第5章
免疫とはどのようなものか

ここまでは、免疫の基礎を説明することもなく、がんの治療に免疫を利用する試みについて書いてきた。免疫のことをまったく知らない読者には、少しわかりにくかったかもしれない。ここから第8章までは、がんへの利用を念頭におきつつ、免疫の基礎について考えることにする。がんに対する反応を考えることは免疫の基本原理を理解する最短の道だと思うが、さらにT細胞を利用するがんの治療（第9章、第10章）を理解するための布石ともなる。

1 免疫をわかりやすく考えよう

免疫とは「自己と非自己を識別する」機能であると言われることが多い。しかしこの表現は、なんだかわかりにくい。免疫機能が異物にだけ反応するという現象をマクロで見ると、そのような印象を受けるということであろう。このあとに、個々のT細胞が自己と非自己を識別しているのではないことの説明が続けばわかりやすいのだが、ふつうは何の説明もない。その結果、読者は、個々の細胞が生き物のような判断力をもっているのかと戸惑うことになる。実際には、個々のT細胞、B細胞は特定の1つの異物抗原だけを認識し反応する。そのことによって自己の分子とは反応しないことが可能になっているのだが、この仕組みについては、第7章、第8章で詳しく考えることにする。

免疫はがんの発生を未然に防いでいる（免疫監視機構）と言われる。これは第4章の始めに述べたように、はっきりと抗原性を獲得したがん細胞は免疫機構によって排除されるということを意味している。一方、できてしまったがん細胞は、ほとんど自己の分子でつくられている。免疫細胞というのは自己の抗原には反応しないように、すなわち、がん細胞を含めて自分の細胞を攻撃しないようにつくり出されるのである。がんへの免疫の働きを考えるに際しては、自己の分子、またはそれに近い分子に対する免疫反応がどのようにおこるかを考える必要がある。

2 自然免疫と獲得免疫

免疫というのは、もともとは読んで字のごとく疫を免れることで、伝染病の流行に耐えて生き延びた人が、次の流行時には感染しても発病しないという事実に対して与えられた言葉であった。感染症の大流行を乗り切った経験から「獲得」免疫の概念ができたのである。しかし実際には、日々あらゆる瞬間に粘膜と皮膚から微生物の攻撃を受けているわけで、多様な防御細胞群が常時対応している。免疫に関与する細胞や器官は、微生物の侵入がおこりやすい消化管などの粘膜面や皮膚など、外界と接する部位を中心に配列されている。

免疫は、自然免疫と獲得免疫に分けることができる。自然免疫というのは感染から体を守る最も基本的な機能で、おもに食細胞がこれを担っている。皮膚と粘膜の直下には、樹状細胞などの食細胞、すなわち自然免疫系の細胞がぎっしりと張りついて監視している。これらの細胞は特定の標的に向かって集中的に働くことはできないが、侵入した異物に即座に対応できるのが強みである。自然免疫系の細胞は、がん細胞も含めて生きている自己の細胞を攻撃することはない。したがって、これを直接的にがん治療に利用することはできない。

一般的に「免疫」というのは、T細胞とB細胞がかかわる獲得免疫のことで、これは1つ1つの抗原に対して特異的に、すなわち1点集中的に反応する強力な防御機能である。T細胞、B細胞の標的となるのは外界の抗原であって、自己の分子に対してはふつうは反応しない。しかし、自己分子に反応する細胞が少しばかり存在するという状況もあり、そこに、がんに対して免疫を利用する道がある。本書は免疫機能をがん治療に利用することを主眼としているのだから、獲得免疫の利用が中心となるが、獲得免疫は自然免疫と密接に連携して働くものであり、獲得免疫を知るには自然免疫を知っておくことも重要である。

a. 自然免疫

自然免疫というのは幅が広くて定義しにくいのだが、あっさりと言えば、T細胞またはB細胞による免疫以外の感染防御機能ということだろうか。マクロファージ、樹状細胞、血液中の顆粒球などの食細胞、ナチュラルキラー（NK）細胞、ナチュラルヘルパー（NH）細胞などによる防御がそれにあたる。少し視野を広げれば、抗菌ペプチドや血液中の補体も含まれる。また、γδT細胞、ナチュラルキラーT細胞（NKT細胞）という細胞がある。これらはT細胞の抗原レセプター（TCR）を発現しているのだからT細胞（すなわち獲得免疫）に属するはずだが、抗原認識の幅が限定されており、自然免疫の仲間に入れられることが多い。

最も基本的な自然免疫は、抗菌ペプチドかもしれない。これは、おもに粘膜や皮膚の上皮細胞がつくって分泌する30個ほどのアミノ酸からなるペプチドである。抗菌ペプチドは30種類ほどが知られている。これらは、微生物が体の中に入り込む前に迎え撃つ役割を担っている。抗菌ペプチドという名称にかかわらず、ウイルス、カビ、原虫などに対しても働く。涙、鼻汁、母乳などに含まれるリゾチームも抗菌作用があるが、これはペプチドではなく酵素（タンパク）である。

補体も1つの防御機構である。血液中に存在する抗菌システムで、関連する分子を入れると30種ほどのタンパクがかかわっている。補体は抗菌ペプチドとは違って、体内に侵入した微生物を攻撃するためのものである。もともとは、微生物表面の糖鎖（マンノース）をレクチン（糖鎖に結合するタンパクの総称）によって認識することで活性化されて働いていたのだが、進化の過程で抗体が出現し、抗原と抗体の複合物によっても活性化されるようになって、現在に至っている。

いずれの経路であれ、活性化されると一連の反応が進んで、最終産物は微生物に多数の穴をあけてこれを殺してしまう（図4-5参照）。がん抗原に対して抗体がつくられることはあまりないが、がん細胞の表面分子に対するモノクローナル抗体を治療目的で投与することはある。しかし、補体システムは自己細胞を傷害しにくいようにコントロールされており、がん細胞への攻撃という面では補体には限界がある。白血病など血液細胞のがんに対しては効きやすいが、上皮性の固形がんに対する効果は低い。それゆえ、モノクローナル抗体では、補体を活性化しやすい構造に変える工夫もおこなわれている。

食細胞は自然免疫の代表と言えよう。バクテリアなどの異物や古くなって死んだ自分の細胞を食べて消化する役割を担っている。おもなものは、粘膜下や皮下に分布するマクロファージ、樹状細胞と血中の顆粒球（好中球、好塩基球、好酸球）である。マクロファージと樹状細胞は皮膚や粘膜組織中にあって、外界から侵入した微生物と戦い、捕食してその抗原をT細胞に見せて活性化を促す。

顆粒球は通常は血液中にあるのだが、感染によって誘発された炎症の現場近くでは血管の外（すなわち組織内）に出て攻撃に参加する。細菌に対する殺菌作用は好中球で最も発達している。好酸球と好塩基球は、寄生虫の排除にかかわっている。いずれも強力な食作用と攻撃力をもつが、がんに対する作用はあまり期待できない。

樹状細胞はマクロファージから進化した細胞で、基本的には食細胞なのだが、T細胞に抗原を見せ、さらにT細胞の機能分化・活性化、あるいは不活性化をコントロールするなど、獲得免疫のなかでの活躍が際立っている。がんに対する免疫の利用にあたっては、自然免疫系の細胞のなかで最も頼りになる細胞である。

b. 獲得免疫のさきがけ

ナチュラルキラー（NK）細胞とナチュラルヘルパー（NH）細胞は、それぞれキラーT細胞とヘルパーT細胞に似ているが、いずれも抗原を特異的に認識することはできない。

NK細胞は、ウイルスに感染した細胞を殺す。ウイルスに感染した細胞内ではたくさんのウイルスがつくられるので、感染した細胞を殺せば、効率よくウイルスから体を守ることができる。NK細胞は、抑制がかからない方法を選ぶことができれば、がん治療にも利用できることは第4章で述べた通りである。

一方、NH細胞は、ヘルパーT細胞と似た機能をもつ自然免疫系の細胞である。サイトカインを放出して食作用系の細胞を活性化させる役割を担う。NH細胞はヘルパーT細胞と同じく、産生するサイトカインの種類によっていくつかの亜群に分けられている。がんに対してNH細胞が無効ということはないかもしれないが、とくに積極的に利用が検討されているということはない。

NKT細胞は、NK細胞の性質をもちながらT細胞の抗原レセプター（TCR）を発現していて、糖脂質などの抗原を認識し応答する細胞である。キラーT細胞の性質とヘルパーT細胞の活性を合わせもつ面がある。NKT細胞のTCRはα鎖とβ鎖からなるが、抗原認識の多様性に乏しく、認識様式もふつうのT細胞とは異なる。

NKT細胞は多様なサイトカインを大量に産生するので、がんの治療においてヘルパーＴ細胞的な役割が期待されている。ＮＫＴ細胞の利用によって、一部の患者で延命効果があるとされている。

γδＴ細胞は、γ鎖とδ鎖でＴＣＲを形成するＴ細胞である。本書でおもに取り扱うＴ細胞はα鎖とβ鎖からなるＴＣＲを発現するαβＴ細胞だが、これとは別系列のＴ細胞である。γδＴ細胞はαβＴ細胞のように多様な抗原を認識することはなく、おもに粘膜下や皮下に分布して感染に対応する自然免疫的な役割を担っている。

マウスの実験では、γδＴ細胞ががんに対して効果があるという例とそうでないという結果が報告されており、その有効性ははっきりしてない。γδＴ細胞が認識する抗原のなかには、一部のがん細胞が発現する分子が含まれていることもあって、がん治療への利用も試みられている。ある程度の効果はあるとされているが、αβＴ細胞ほどの利用価値があるかどうかは、今後の検討を待つ必要があるだろう。

3 獲得免疫とは

獲得免疫は脊椎動物だけに備わった強力な免疫システムである。外界にあるおそらく１００万種類もの抗原に対して、それぞれ特異的に反応する。獲得免疫なしには、脊椎動物の高度な進化と繁栄はあり得なかっただろう。この免疫システムをもつことなく大繁栄を果たした昆虫類を見ると、多くは硬い表皮に覆われていて、おおむね多産で短命である。やわらかい皮膚でありながら、少々のけがにもめげず活発に動き回る少子長命の高等動物、とくにヒトを含む哺乳類の活動力は、強力な免疫機能をもって初めて可能になるのである。

獲得免疫とは、T細胞、B細胞がかかわる免疫機能であると言い換えてもよい。ここから先はT細胞、B細胞とはどのようなものか、どのように働くのかという話を進める。重要なポイントは、強力な攻撃力を外来の微生物に向かわせながら、自己の細胞や組織を攻撃しないということである。それを可能にするための巧妙なメカニズムを獲得しているのだが、これはがんに対する免疫の利用においては、乗り越えなければならない障壁でもある。

T細胞、B細胞などと呼ぶと1個の細胞という印象を受けるが、少し見方を変えたほうがよい。100万種類もの抗原に対応し、機能的にも多様化したT細胞、B細胞は、ほかの細胞や補体など血液中の反応系との連携も高度に組織化されている。それぞれを肝臓や腎臓のような1つの「臓器」と見なすほうが実態に合っていると思う。

a. 獲得免疫の特徴

皮膚や粘膜にちょっとしたキズができて周辺にいる細菌が侵入するということは、日常的におこっている。このような細かい感染に対しては、おもに自然免疫で対応しているのだが、この防御網が破られるとT細胞、B細胞が稼働することになる。獲得免疫では、ある微生物が最初に感染したときは、効果的な反応ができるまでに数日、またはそれ以上の時間を要する。これは反応できる細胞が千倍ほどに増殖する「応答」に要する時間である。しかし、2回目以降の感染では、より迅速で強力に反応する能力を「獲得」する。それが獲得免疫と呼ばれる理由である。本書では、がんの治療に獲得免疫を利用することに主眼をおいており、ここからは単に免疫というときは獲得免疫のことだと考えていただきたい。

獲得免疫には以下のような特徴がある。

①抗原に特異的な反応である（抗原特異性）
②外界のほとんどあらゆる抗原（異物分子）に反応できる（多様性）
③ひとたび免疫が成立したら同じ抗原に対しては速やかに強く反応する（記憶）
④自分の体の分子に対しては反応しない（自己トレランスまたは寛容）

これらは免疫の基本であり、それがどのようなメカニズムによっておこなわれているのかを明らかにするのが免疫学であると言ってよいだろう。

T細胞もB細胞も、異物抗原が侵入したときに、すべての細胞がこれに立ち向かうわけではない。外界には100万種類もの抗原があり、これらの抗原それぞれに特異的に反応するT細胞、B細胞群が準備されている（図5-1）。ということは、1つの抗原に対して反応できる細胞は、単純計算すれば全細胞の100万分の1しかないわけである。しかもこの少数のT細胞、B細胞は、すぐには役立たない状態で準備されおり、反応するには増殖と活性化という手続きが必要なのである。

実は、すぐには役立たないということは、獲得免疫にかかわる細胞の性質として重要なことである。とくにT細胞は、いったん働きだしたら作用が強力で危険である。B細胞もいつも抗体をつくっていては、体内で抗原抗体反応が継続的におこり、また補体系も活性化されて、これも危険である。そのため、T細胞、B細胞は必要なときにだけ働くようになっているのである。

b. 獲得免疫を担う細胞

T細胞は胸腺（thymus）でつくられるのでこの名が与えられた。T細胞の機能や抗原認識の方式はB細胞（抗体）とは異なるのだが、T細胞もやはりB細胞と同レベルの精度で多様な抗原を見分けて反応するシステムである。T細胞は機能の異なる数種類に分けられる。大別すると、B細胞の抗体産生、食細胞の活性化あるいはキラーT細胞の応答を助けるヘルパーT細胞、ウイルスなどに感染した細胞を殺すキラーT細胞、さらに免疫反応を抑制する制御性T細胞の3種である。本章から第8章までは、おもにT細胞について説明することになる。

　抗体をつくるB細胞は骨髄（bone marrow）由来である。抗体にはIgM、IgG、IgA、IgEなど性質の異なる数種類のもの（クラス）があるが、基本構造は2本のH鎖と2本のL鎖からなるタンパク分子である（図5-2）。分子量は抗体のクラスによって異なり、15万～20万である。抗体分子が抗原と結合する部分は、1つのV_Hと1つのV_Lで形成され、H鎖とL鎖のセットが2つ結びついて抗体の基本構造ができる。Ig

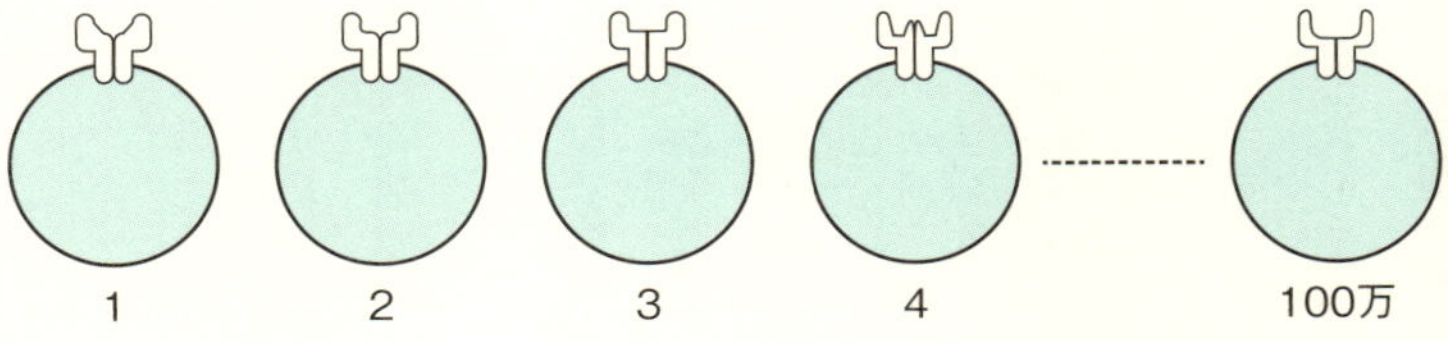

図5-1
多様な抗原に反応するT細胞の集団
100万種類のエピトープを見分けるために、100万種類のT細胞が準備されている。B細胞でも同様である。それぞれの細胞のレセプターは1個ずつしか描かれていないが、実際には同一のレセプターが3万個ほど配列されている。

MとIgAは基本の分子がそれぞれ5個と2個束ねられている。

c．免疫応答の方向を決める樹状細胞

「応答」というのは聞きなれない言葉かもしれない。T細胞、B細胞がかかわる免疫反応は、抗原を認識して活性化、増殖する応答の段階と、これに引き続く病原微生物などを攻撃する免疫の「実行」の段階に分けると理解しやすい（第6章）。

異物抗原を捕えた樹状細胞は、抗原タンパクの断片（ペプチド）を細胞表面に出してリンパ節などの組織に移動し、その抗原を認識できるT細胞との出会いをうかがう。抗原特異的なT細胞と出会ったら、抗原を見せるとともにT細胞に活性化のシグナルを送る。ヘルパーT細胞とキラーT細胞では、認識するペプチドが違う。

また、ヘルパーT細胞の場合は、末梢組織へ出てきた段階では機能が未確定なのだが、樹状細胞の作用を受けて応答の方向、すなわちどんなヘルパーT細胞になるかが決められる。

樹状細胞の免疫応答における役割については、次項や第6章で改めて説明する。しかし樹状細胞の最も基本的な役割は、自己の分子をT細胞に提示してこれを不活性化することかもしれない。体内の正常な分子を認識するT細胞の多くは、胸腺でつくら

a. 抗体の基本構造

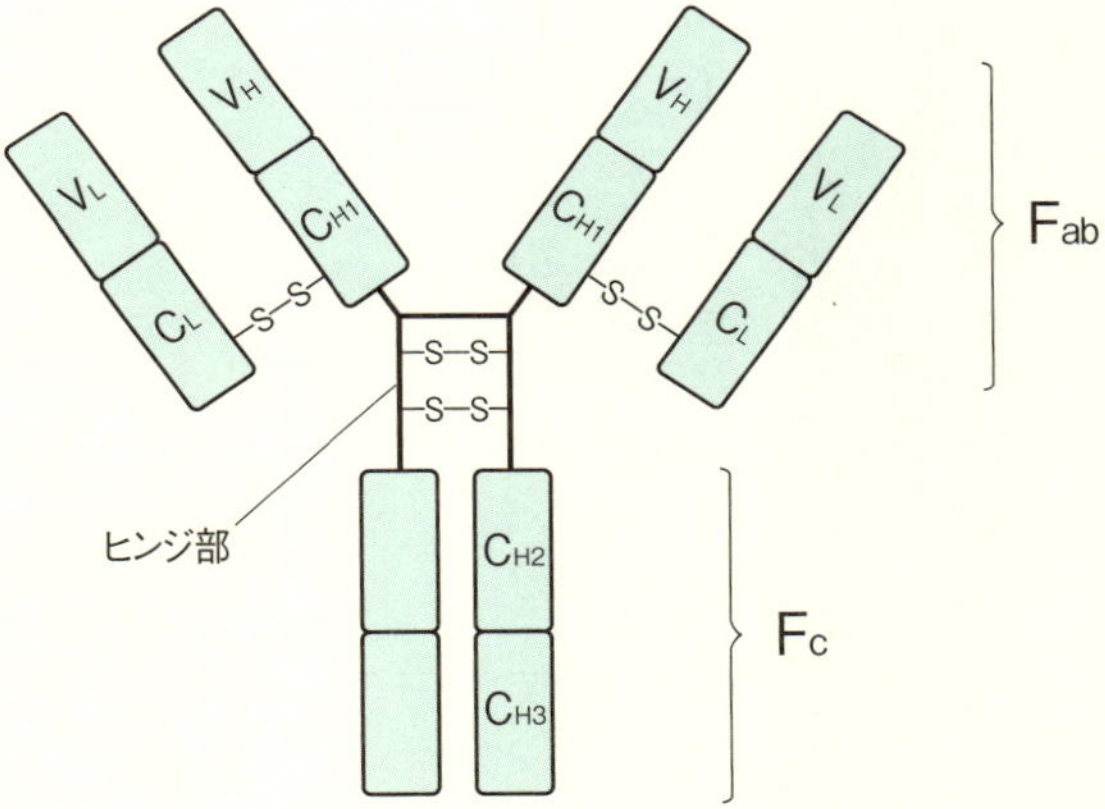

b. 抗体のクラス

クラス	分子量	サブクラス	補体結合	体外分泌	胎盤通過
IgM	90万（5量体）		++	+	−
IgG	15万	4種	+	+	+++
IgA	40万（2量体）	2種	−	+++	−
IgE	20万		−	+	−

図5-2
抗体の種類
このほか、IgDというクラスもあり、膜型IgMとともにB細胞表面に発現して抗体応答にかかわっている。これは血液中にも微量存在するが、役割は不明。

れる過程で取り除かれる（第7章）のだが、一部は生き延びている。つまり、リンパ節や脾臓（末梢リンパ組織と呼ぶ）内にも少数ながら存在するのである。このようなT細胞が活動したら困るわけだが、そこはうまくできていて、自己の分子（自己抗原）は樹状細胞を活性化させることができず、したがって樹状細胞は不活性の状態でT細胞に自己抗原を提示することになる。このような提示の仕方では、T細胞は活性化されるのではなく不活性化される。これは、免疫機能が自分の体を攻撃しないための重要なメカニズムの1つである。

d. 自然免疫と獲得免疫を結ぶ分子群

マクロファージや樹状細胞は異物（細菌など）を食べるだけでなく、パターン認識レセプターと呼ばれる一群のレセプターによって、微生物のいろいろな分子を認識する。最もよく知られているレセプターはトール様レセプター（TLR）と呼ばれる分子群で、ヒトのTLRは10種類ある。それぞれのTLRで細菌やウイルス由来のいろいろな分子（タンパク、脂質、多糖類、微生物由来のDNAやRNAなど）を認識する。認識することによって自ら活性化し微生物に対する攻撃力を高めるのだが、活性化した状態でT細胞に抗原を見せるときには、T細胞に対して活性化のシグナルを与えることができる。図５－３に示すように、例えば樹状細胞がＴＬＲ４で細菌のエンドトキシン（リポ多糖体［ＬＰＳ］）を認識すると、いろいろなサイトカインを出してＴ細胞に活性化や増殖を促す。

では、がんに対する場合はどうだろうか。がん細胞が正常細胞とは異なる抗原性を示すことは確かにあるのだが、仮に突然変異などで新しい抗原性を獲得したとしても、がん細胞はＴＬＲなどに認識されるタンパクや多糖類を発現しているわけではない。がん細胞も当然ながらＤＮＡやＲＮＡをもっており、これらもＴＬＲ９によって認識されるのだが、微生物のＤＮＡ、Ｒ

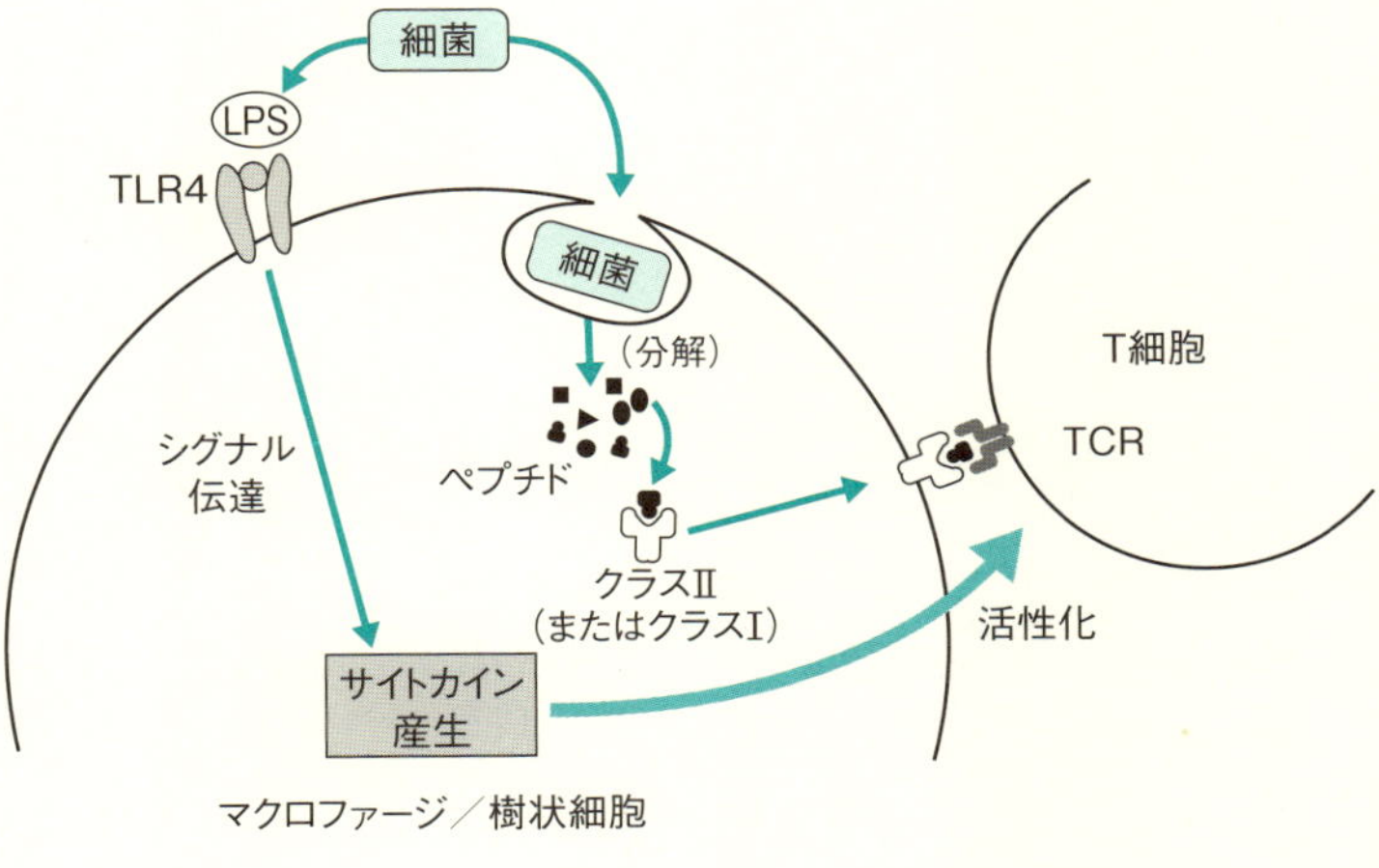

図5-3
樹状細胞は微生物の分子を認識して活性化
樹状細胞やマクロファージは、トール様レセプター（TLR）などを膜表面に発現している。TLRはヒトでは10種類あり、バクテリアのタンパク、内毒素（エンドトキシン、LPS）、RNA、DNAなどと結合する。その結合によって活性化され、T細胞を活性化する。図中には、TLR4がバクテリアのLPSを認識してT細胞を活性化するようすを示す。

ＮＡほどには樹状細胞への刺激作用が強くはない。すなわち、がんに対しては簡単には免疫応答がおこらないのである。ただし悪性化したがん細胞は、いろいろなサイトカインをつくることがあり、これらが樹状細胞やＴ細胞に刺激を与える。これはがんに対する免疫応答がおこる原因の１つとなっている。

4　免疫にかかわる組織／器官と細胞

Ｔ細胞もＢ細胞も、どこででも応答をおこせるわけではない。応答という一連の過程（第6章）をサポートする場所が必要で、これができるのはリンパ器官、すなわちリンパ節、脾臓、小腸などの粘膜に接して存在するパイエル板、またはこれと類似の組織である。

a. 免疫組織（器官）

パイエル板における応答を見ていこう。パイエル板にはＭ細胞と呼ばれる特殊な機能をもつ上皮細胞があり、この細胞のポケット内に樹状細胞やＴ細胞、Ｂ細胞が入ることができる（図5-4）。Ｍ細胞は腸内から細菌などを取り込んで樹状細胞にわたす。樹状細胞はこれを消化して、その抗原を認識できるT細胞に見せるとともに、これを活性化する。扁桃など、口腔や鼻腔粘膜下のリンパ組織でも同様のことがおこなわれる。

手や足などの皮膚からの感染では、微生物を捕えた樹状細胞はやや長い道程を経てリンパ節に到達し、そこでT細胞を活性化させ応答させる。応答の方式については第6章で説明する。感染局所で微生物が激しく増殖した場合は、微生物そのものや破片がリンパ節に流れつくことがあるが、これらもリンパ節で樹状細胞に捕えられ、T細胞に提示される。

脾臓は最大のリンパ器官である。赤脾髄と白脾髄に分かれており、赤脾髄は古

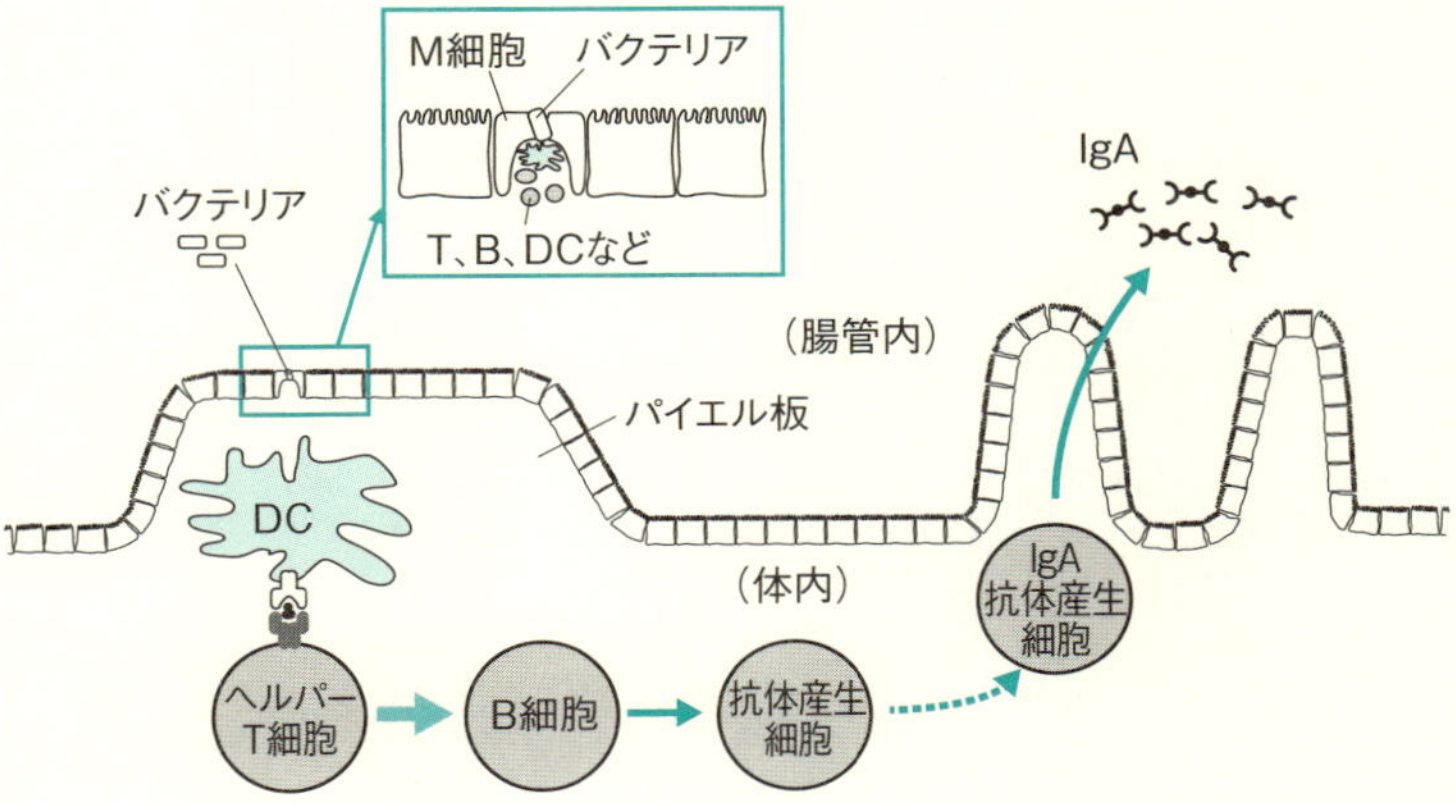

図5-4
腸内抗原の取り込みとT細胞への抗原提示
粘膜のところどころにはリンパ組織があり、小腸のものはパイエル板と呼ばれる。パイエル板のM細胞は腸管内からバクテリアなどを取り込み、樹状細胞（DC）の協力を得て、その抗原をT細胞に提示する。パイエル板では、ヘルパーT細胞はB細胞に対してIgA抗体をつくらせる傾向がある。

くなった赤血球の処分の場である。一方、多数ある白脾髄は、それぞれがリンパ節のようなものである。脾臓は最大の免疫応答の場なのだが、ここにはリンパ管はきていない。抗原や抗原を捕えた食細胞は脾臓に直接行くのではなく、パイエル板やリンパ節を経由して血管に入り、血液経由で脾臓に到達する。実はすべてのリンパ管は統合されて心臓の近くで静脈につながれているので、大量の外来抗原が侵入した場合や全身性の感染の際には、抗原が脾臓へ行き、ここで免疫応答がおこる。応答の方式は、リンパ節における場合と基本的に同じである。

b. B細胞と抗体

Ｂ細胞はタンパク、糖鎖、脂質など多様な分子に対して抗体をつくることができる。Ｔ細胞の反応がタンパク分子の断片であるペプチドに集中していることとは対照的である。これは、Ｂ細胞すなわち抗体が、細菌、原虫、寄生虫、ウイルスなどに対して幅広く対応していることを反映している。

ただ、Ｂ細胞が抗体をつくるというと、少し正確さに欠ける。Ｂ細胞が抗原を認識して、さらにヘルパーＴ細胞から適切な刺激を受けると、活性化されて千倍ほどに増殖して抗体をつくる細胞になる。抗体をつくる段階になるとＢ細胞ではなく抗体産生細胞と呼ばれる。

T細胞は、活性化されて機能する段階になると自らが感染の現場に赴いて働くのだが、B細胞は相手方と直接わたり合うのではなく、近くのリンパ節や炎症局所の近くに形成される一種のリンパ組織で抗体をつくって、これを感染現場に送り込む。

c. T細胞、B細胞の数

体内に存在するT細胞、B細胞の数はどの程度なのだろうか。実験動物ではかなり正確に数えることができるのだが、いまここで正確な数を計算しようというわけではない。次章以降で免疫応答(レスポンス)にかかわるT細胞の集団について検討する際に、いろいろな細胞の数を比較検討したい。とくに、ヒトの免疫応答における反応細胞数をマウスの実験結果から推定するために、切りのよい数に決めておきたいのである。

まず、マウスのT細胞、B細胞は、それぞれ10^8(1億)個ということにする。この値は実際より少し多めなのだが、よしとしよう。ヒトの体重はマウスの2千倍ほどだが、これも大まかに千倍ということにして、T細胞、B細胞の数も千倍、すなわち10^{11}(千億)個と考えよう。そして以下の議論では、やや強引だが、マウスの免疫細胞あるいはその反応に関連する数値を単に千倍するだけで、ヒトの免疫細胞の数や反応の規模を推測することにしたい。

T細胞、B細胞は、いつもリンパ組織にとどまっているわけではなく、2～3%は血液中を流れている。すなわちT細胞、B細胞は、リンパ節、脾臓などにとどまっている時期もあるが、血流に乗って順次全身のリンパ組織を巡回しているのである。抗原が100万種類もあるので、1つ1つの抗原に対応できるT細胞、B細胞はごく少数であり、こうして常に動き回ることによって、樹状細胞がリンパ節などのリンパ器官へ運んでくる抗原との出会いを求め続けているのである。

第6章

免疫における応答

獲得免疫が働くには、「応答」という増殖と活性化を伴う過程を経ることが必要である。ここでは、免疫において最も重要な役割を担っているT細胞がどのように応答するのかを見ていく。

まずは、以下のことを再確認しておこう。T細胞もB細胞も100万種類もの抗原に対して別々の細胞が対応するわけだから、1つの抗原（エピトープ）に反応できる細胞はごくわずかしか準備されていない。したがって微生物の感染に立ち向かうには、千倍ほどに増殖しなければ役に立たない。また、T細胞もB細胞も活性化されて機能を実行すると炎症を伴い、その結果体調を崩すことになる。不用意には働かないように、通常は不活性状態にとどめられている。それゆえに、働くためには活性化されることが不可欠なのである。なお、応答のなかには、反応が過剰にならないように抑制する機能も組み込まれている。そのことも含めて、免疫における応答について考えよう。

1　抗原とエピトープ

抗原とは、元来は抗体に対応する言葉であった。抗体と反応する分子という意味である。一方で、ある異物が体内に侵入した場合に、それに対して抗体がつくられる分子、言い換えればB細胞が応答する対象という意味にも用いられる。これは正しくは免疫原というのだが、あまりこだわらず、これも抗原と呼ばれることが多い。T細胞が発見されてからは、T細胞が認識する分子も抗原と呼ばれるようになった。

免疫は微生物の感染から体を守るためにあると言うのなら、抗体は微生物がもつ分子に対してつくられれば十分なはずである。しかし微生物といっても一人前の生命体なので、その構成分子であるタンパク、糖鎖、脂質などは人間や動物、さらには植物の分子とも構造が似ている。というわけで、動植物の分子も抗原となるのはうなずける。実際には、生体由来の物質だけでなく多くの化学物質、さらには自然界には存在しない人工的な分子に対しても抗体はつくられる。いかなる異物も体から排除しようという姿勢がうかがえる。

なお、抗体は、例えばタンパクのような大きな分子の全体を認識するのではなく、図6-1に示すように分子の一部の構造を認識する。この部分を抗原決定基（すなわちエピトープ）と呼ぶ。ただし、大きな分子のどこからどこまでがエピトープであると、はっきりと決めることは難しい。アミノ酸で言えば10数個程度でエピトープの構造が決まり、実際に抗体と結合する部分はこれより少し小さい。

エピトープは何種類あるかと問われても答えようがないのだが、本書では100万種類と考えることにする。第5章で「抗原」は100万種類と書いたが、これはエピトープの数を指していたのである。

T細胞が抗原を認識するためのレセプター（TCR）で認識できる分子種は、B細胞（抗体）の場合ほど多様ではない。抗原となるのは、おもにタンパク分子の断片（ペプチド）である。しかも、T細胞はペプチド自体に反応することはできず、細胞表面に発現する主要組織適合遺伝子複合体（MHC）のなかのクラスIまたはクラスII遺伝子に由来する分子の溝に挟まれたものを認識する。MHCとかクラスI、クラスIIというのはなじみの薄い言葉だと思うが、後ほど詳しく説明する（図6-4）ので、まずは次の説明で納得していただきたい。

樹状細胞が、外来抗原または細胞内でつくられたタンパクをT細胞に見せるようすを図6-2に示している。クラスIが挟み込むペプチドの大きさはアミノ酸9個ほどで、これはキラーT細胞が認識する。クラスIIが挟み込むペプチドは少し大きくて（アミノ酸13〜25個）、これはヘルパー系のT細胞が認識する。T細胞にとってのエピトープとは、これらのペプチド自体ではなくて、ペプチドとMHC分子の一部によってかたちづくられる構造である。なお、ペプチド以外の分子に反応するT細胞も少し

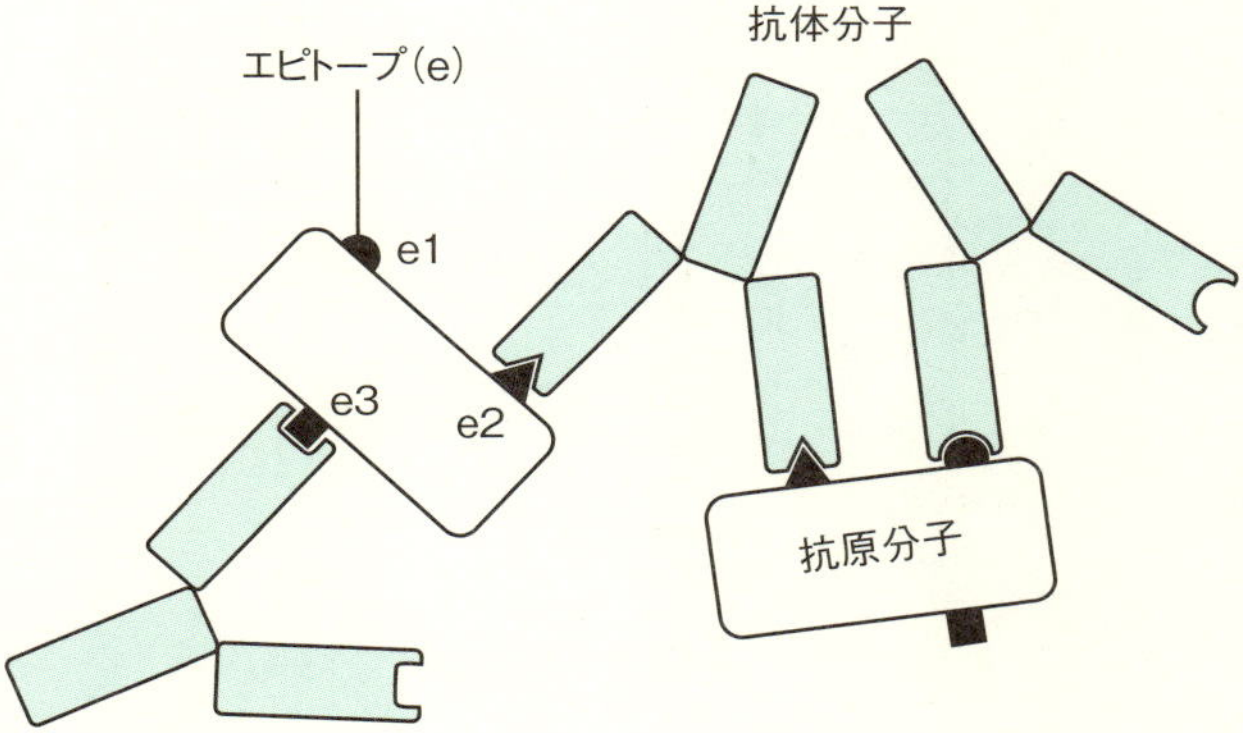

図6-1
抗原と抗原決定基（エピトープ）
抗体は、抗原分子の一部（アミノ酸にして数個ほどの大きさ）を認識して結合する。1つの抗原分子には、複数のエピトープ（e1、e2、e3）がある。

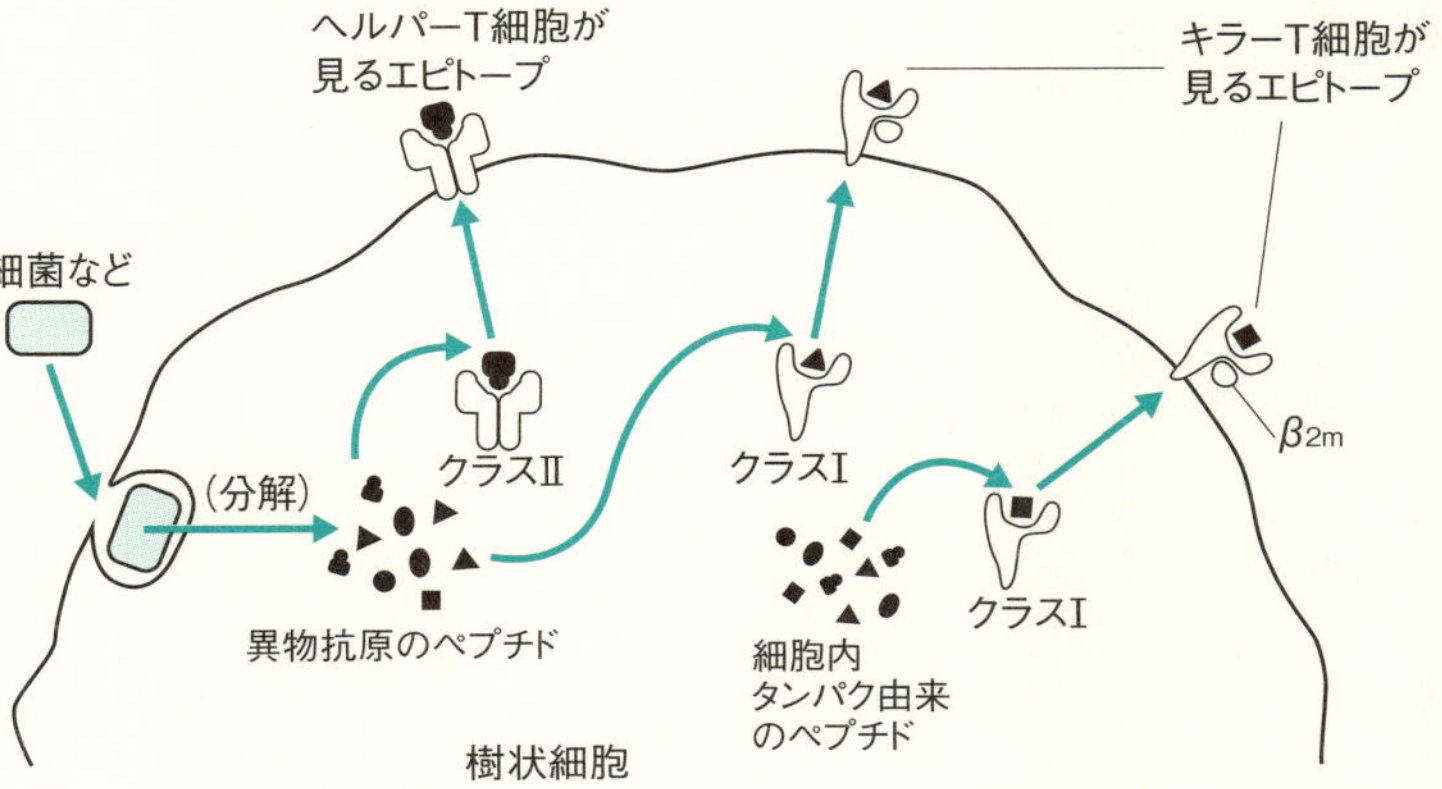

図6-2
T細胞エピトープ
ヘルパー系T細胞はMHCクラスⅡの溝に挟まれたペプチドを、キラーT細胞はMHCクラスⅠの溝に挟まれたペプチドを、それぞれのMHC分子と一体になったかたちで見る。細胞外から取り込んだ抗原は、クラスⅡだけでなくクラスⅠによっても提示される。細胞内のタンパク（自己タンパク、ウイルスタンパクなど）はクラスⅠによって提示される。

はあるのだが、本書では省略する。

Ｂ細胞（抗体）が認識するエピトープの場合と同じく、Ｔ細胞が認識するエピトープの種類も数えることはできない。非常に多いという意味も込めて、抗体の場合と同じ１００万種類ということで話を進めるが、この１００万という値は、事実とそれほどかけ離れているわけではないと思う。

2 抗原を認識する

a．B細胞が抗原を見る目

抗体はＢ細胞がつくる機能分子であるとともに、Ｂ細胞が異物を認識するための「目」としても働く。１つのＢ細胞の表面には、特定の1種類の抗原（エピトープ）に反応する抗体分子（膜型抗体、図6-3）が配列されており、この膜型の抗体はＢ細胞抗原レセプター（ＢＣＲ）と呼ばれる。ＢＣＲは、１個の細胞の表面に5万個以上配列されている。なお、１個のＢ細胞の表面に2種類以上のＢＣＲが配列されることは決してない。このことは、Ｂ細胞とＴ細胞に共通して採用されている方式である。実はこの方式によって、自己の分子には反応しないという免疫の根幹をなす性質がつくり出されたのであるが、そのことは第7章のトレランスのところで説明する。抗原がＢＣＲに結合すると、シグナルを伝える分子群が機能し始める。そして、一連の反応がおこり、最終産物が核内の抗体遺伝子を含むいろいろな遺伝子にシグナルを伝える。ここにヘルパーT細胞の助けが加わると、増殖と活性化が推進されて、抗体産生細胞へと分化する。

抗体あるいはＢＣＲの抗原結合部位は、第5章でも説明したようにV_HとV_Lによって形成される。V_HとV_Lのように2種類の部品で1つの結合部位を形成することは、多様な分子群のなかから特定の分子を見分けて

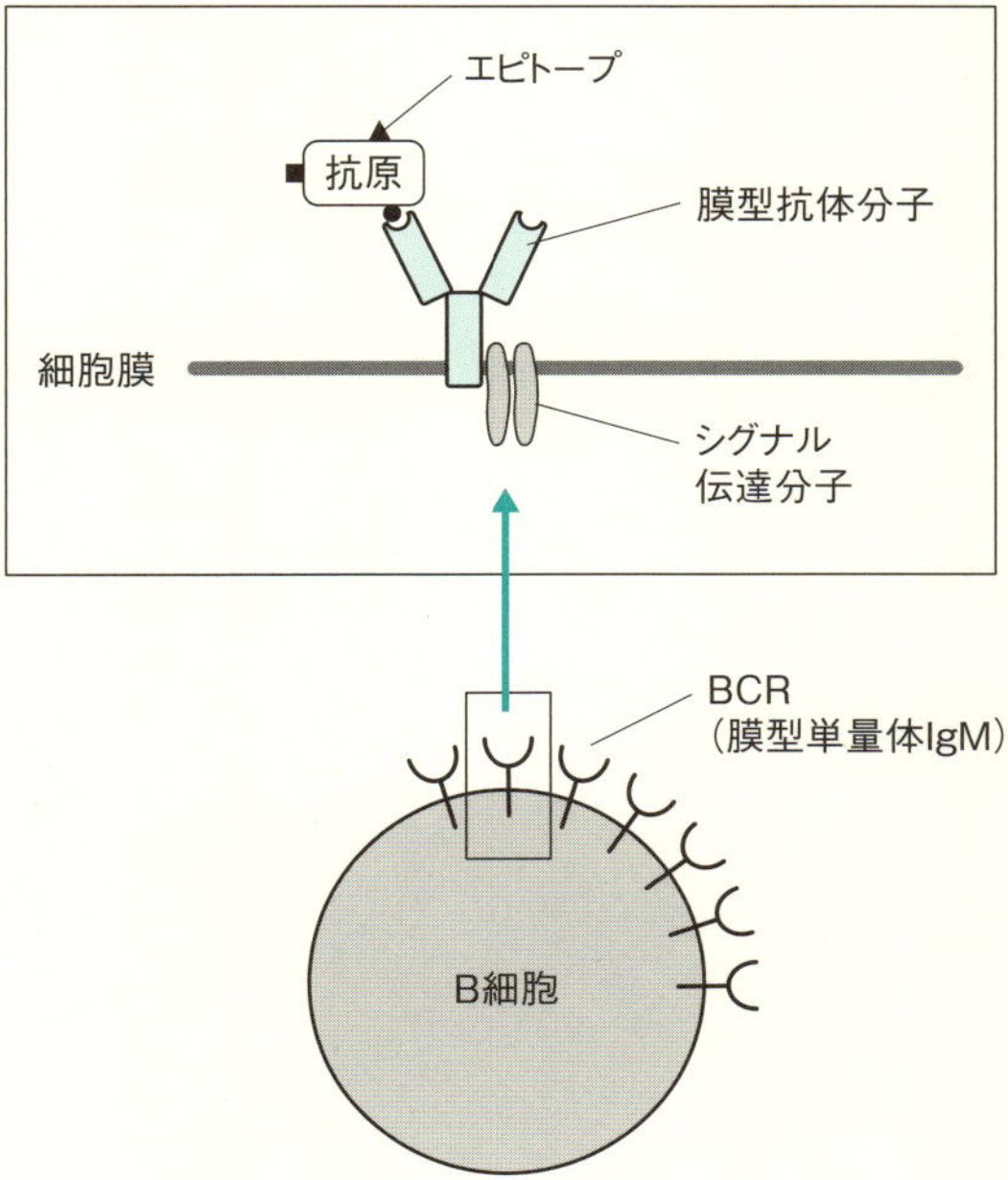

図6-3
B細胞が抗原を見る目（BCR）
B細胞はBCRすなわち膜型のIgM（単量体）を細胞表面に5万個以上発現していて、これで抗原（エピトープ）を認識する。

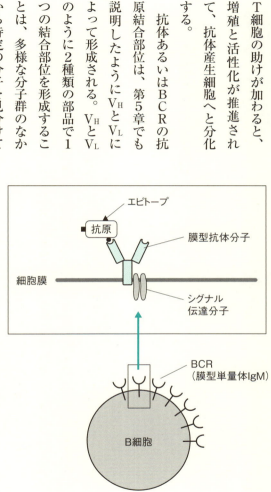

結合するための受容体として、よく見られることである。これはT細胞レセプター（TCR）やサイトカインのレセプター（受容体）などでも、同じく採用されている。抗体は、抗原結合部位を2つもっている。2つもつことで、結合力が格段に強化される。TCRでは、2つの部品（α鎖とβ鎖）からなる構造は採用しているが、それをさらに2個のペアにする構造にはなっていない。TCRは細胞外に放出されて単独の分子として働くのではなく、細胞表面で多数のTCRが集まってきて協力し合って働くので、結合力をことさらに高める必要がないのである。

b. T細胞が抗原を見る目

T細胞にはαβT細胞とγδT細胞がある。αβT細胞とγδT細胞の比率は動物種によって大きく異なるが、ヒトやマウスのリンパ組織では大多数がαβT細胞である。がん治療に用いられているのもおもにαβT細胞なので、αβT細胞に限って話を進めることにする。すでに述べたように、T細胞は抗原タンパクの断片（ペプチド）が主要組織適合遺伝子複合体（MHC）のクラスⅠ、またはクラスⅡ遺伝子がつくる細胞表面分子の溝に挟まれて形成される構造を「見る」。

ヒトのMHCすなわちHLA領域（図6-4）には224の遺伝子が含まれている

のだが、これらの遺伝子のすべてが移植や免疫応答にかかわるわけではない。免疫応答に関与するのは、キラーT細胞の抗原認識にかかわるクラスI（HLA-A、HLA-B、HLA-C）とヘルパー系T細胞の抗原認識にかかわるクラスII（HLA-DP、HLA-DQ、HLA-DR）である。クラスIIで重要なのはHLA-DRである。これらの遺伝子は非常に多型性に富んでいるので、表現型は個人ごとに異なる。

　ふつうの体細胞はクラスIだけを細胞表面に発現しているが、樹状細胞やマクロファージなどヘル

a.

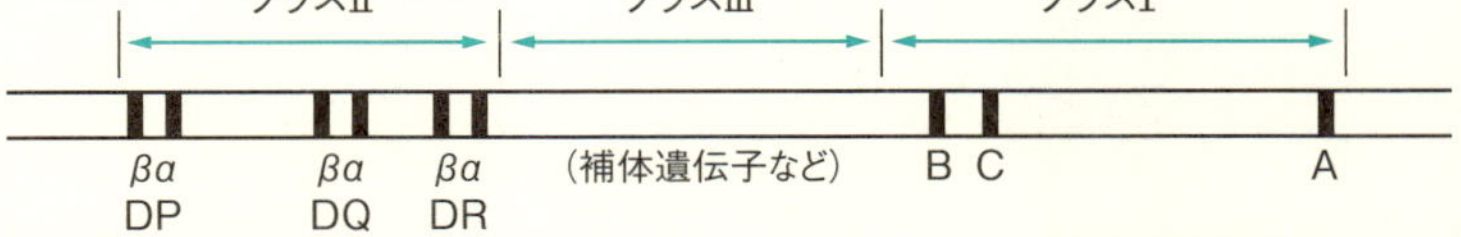

HLAは、第6染色体の短腕にある3.6Mb（3.600.000ベース）におよぶ領域。T細胞に抗原を提示するクラスI（A、B、C）、クラスII（DP、DQ、DR）遺伝子を含む224の遺伝子（うち96は偽遺伝子）が存在する。ほかのたくさんの遺伝子は上図では省略している。

b.

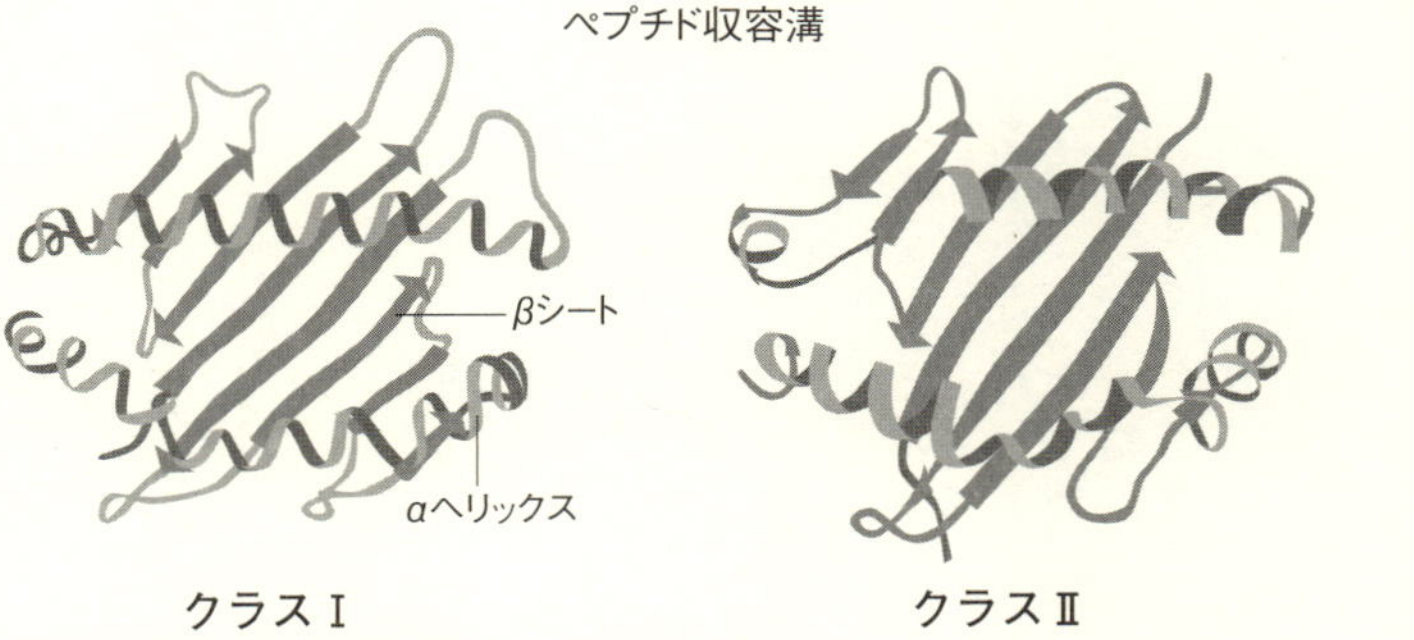

クラスI分子とクラスII分子のペプチドを挟み込む溝

図6-4
HLA遺伝子＝ヒトの主要組織適合遺伝子複合体（MHC）遺伝子

パー系T細胞に抗原提示する細胞はクラスⅡも発現している。図6－4－bに示すように、クラスⅠにもクラスⅡにもペプチドを挟み込む溝がある。クラスⅠの溝には、ふだんはその細胞自身がつくるタンパク分子のペプチドが挟み込まれている。樹状細胞などの抗原提示細胞表面のクラスⅠには、細胞外から取り込まれた分子由来のペプチドも挟まれている。

遺伝的に多型なHLAクラスⅠ、クラスⅡ分子は、個人ごとに（すなわちHLAタイプごとに）アミノ酸配列が少しずつ異なる。その結果、ペプチドを挟み込む溝のかたちが異なり、その溝に挟み込むペプチドは個人ごとに異なる。異なるHLAに同じペプチドが挟み込まれて提示されることもあるのだが、その場合でもHLAタイプによってエピトープの構造が少しばかり異なることになる。それぞれの人は自分のHLA＋ペプチド（自己分子）には非反応性、すなわちトレランス（第7章）になっているが、他人のHLA＋ペプチドに対しては異物として反応する。結果的に、HLAタイプの異なる他人の細胞や組織が移植されると、T細胞はこれを異物として認識し攻撃する。

3　応答（レスポンス）が必要なこと

T細胞、B細胞が、体内に侵入した抗原を認識して免疫機能を実行するまでには、活性化、増殖を含む一連のプロセスが必要である。これを免疫「応答」（レスポンス）と呼ぶことはすでに述べた。応答というのは聞きなれない言葉だと思うが、免疫反応の前半部分だと考えてもらえばよい。後半は、応答した細胞が機能を実行する部分である。

応答が必要な理由は、多分3つある。これを、T細胞を例に考えてみる。1つは、すでに述べた通りで、抗原（エピトープ）の種類は100万もあり、それぞれに別々のT細胞が割り当てられているのだから、特定のエピトープと反応できるT細胞は非常に少ないということである。マウスの例で単純に計算すると、全T細胞数10^8個（1億個）÷100万＝100、すなわちエピトープごとに100個の細胞しかないということになる。たった100個かと驚かれると思うが、この数は実験事実とかけ離れた値ではない（第8章）。対応できる細胞があまりにも少数なので、感染にうち勝つためにはこれを大幅に増殖させる必要がある。

２つ目は、免疫機能を実行するＴ細胞はそれ自体が体にとっては危険をはらむものだということである。危険だから平時は不活性な状態で維持しておき、必要に応じて活性化させるのである。３つ目は、ひとたび活性化された細胞の機能を停止させることに関連する。応答という方式をとれば、抑制機能をもつＴ細胞（制御性Ｔ細胞）も同じ抗原で同時に、必要に応じて過剰に増殖させることができる。応答で増殖したキラーＴ細胞やヘルパーＴ細胞を制御して免疫反応を適切な程度に保ち、さらに終結させるには、相応な数の制御性Ｔ細胞が必要なのである。

４　Ｔ細胞の応答と機能の実行

実際の免疫応答にはどのような細胞や組織がかかわっているのだろうか。Ｔ細胞の応答を中心に考えてみよう。

a．抗原を捕える

細菌やウイルスが体に侵入したとき、Ｔ細胞が直接これら微生物を認識して応答することはない。細菌が皮膚や粘膜を越えて体内に入ると、マクロファージや樹状細胞に捕えられ、殺菌処理される。細菌を捕食したマクロファージや樹状細胞は、それをある程度消化するとともに、T細胞がいるリンパ節などへ運んで、捕えた細菌の抗原（エピトープ）を認識できるT細胞との出会いを待って、これをT細胞に「見せる」。この「見せる」というのは、正式には「提示する」と表現する。

ウイルスも、マクロファージや樹状細胞に直接捕えられることはあるだろう。その場合は、これらの細胞からT細胞にウイルス抗原が提示される。しかしウイルスは、ふつうは自分の好みの体細胞に感染する。例えばインフルエンザウイルスは気道や肺の上皮細胞に、エイズウイルスはヘルパーT細胞に感染する。これら感染を受けた細胞の多くは、T細胞に抗原を提示したり活性化シグナルを送ったりできるわけではない。感染によって傷害を受けた細胞、またはその断片がマクロファージや樹状細胞に捕えられると、感染細胞に含まれているウイルス抗原が消化され、ペプチドとしてクラスIまたはクラスII分子の溝に挟まれてT細胞に提示される（図6-2、6-4）。T細胞が応答するには、この抗原提示が不可欠である。がんに対する反応でも、T細胞ががん細胞と出会っただけで応答が始まるわけではないのである。

抗原提示の機能は樹状細胞で最も発達しているので、おもに樹状細胞の機能として説明するが、マクロファージもほぼ同じ役割を担っている。

b．樹状細胞が応答を決める

第5章で述べたように、感染に対処する最前線は粘膜や皮膚の上皮細胞である。この防衛線を崩されたら、上皮細胞はいくつかのサイトカインを出して近隣の樹状細胞に準備を呼びかける。樹状細胞は感染した微生物を捕らえて、そのタンパク分子を分解してT細胞に提示する。

実際にT細胞に抗原を提示して増殖と活性化に導く作業は、リンパ節や脾臓などの中でおこなわれる。抗原提示というのは、抗原を見せることとT細胞を活性化、増殖、分化へと導くシグナル（副刺激という）を与えることを含む。樹状細胞が微生物を捕えた際にはTLR（図5－3参照）などを介して活性化されるのだが、その活性化された状態というのがT細胞に副刺激を与えられる状態である。副刺激の与え方には2通りある。樹状細胞表面の分子とT細胞表面の分子が結合することによって与えるシグナルと、作用分子（サイトカイン）を放出して刺激するシグナルである。

自分の体の分子は、樹状細胞表面のTLRなどを稼働させることはない。それゆえに、もし自己のタンパクに反応できるT細胞が存在していて、このT細胞が樹状細胞表面の自己ペプチドを認識しても、T細胞は活性化されない。副刺激なしで抗原提示されると、T細胞は応答できない状態（アナージー）になって結果的に死んでしまう。

c．ヘルパーT細胞の応答と実行

ヘルパーT細胞というのは、ほかのT細胞や自然免疫系の細胞を動員して活性化し、強力に働くように仕向ける細胞である。ヘルパーT細胞は、胸腺でつくられて末梢リンパ組織（脾臓やリンパ節）に出てきた段階ではナイーブヘルパーT細胞と呼ばれていて、この段階では機能が確定されていない。樹状細胞から抗原の提示と副刺激を受ける過程で、周辺の環境からの作用も加味されて機能が定まる。つくられるおもなヘルパーT細胞は、Th1、Th2、Th17、Tfhである（図6-5）。これらはキラーT細胞、食細胞、B細胞など、それぞれが異なる種類の細胞に対してヘルパー活性を示す。

Th1は、キラーT細胞、NK細胞、マクロファージを活性化することで、これらの細胞を細胞内寄生菌やウイルスに対する攻撃に向かわせる。

Th2は、好酸球、好塩基球、マスト細胞を活性化することで、寄生虫に対する免疫を担当している。B細胞の抗体産生にも少し関与する。

Th17は、上皮細胞、繊維芽細胞を刺激し、刺激を受けたこれらの細胞の作用で好中球を活性化する。細菌、真菌に対する免疫を担当する。

Ｔｆｈは、Ｂ細胞を活性化して抗体産生細胞へと導く。Ｂ細胞に対して抗体のクラススイッチや親和性の上昇をおこなわせるのも、おもにこのＴｆｈである。

ヘルパーＴ細胞は、細胞表面のＴＣＲによって樹状細胞が発現するクラスⅡ＋ペプチドを認識して結合する。結合することで樹状細胞から副刺激を受けて活性化され、増殖する。増殖の程度は状況によって異なるので一概には言えないが、ふつうは千倍ほどになる。強力な免疫をおこなえば数万倍またはそれ以上に増えることもあるが、それはかなり異常な状態というべきである。

クラスⅡは抗原をヘルパー系Ｔ細胞に見せるための分子なので、樹状細胞、マクロファージ、Ｂ細胞などヘルパーＴ細胞と相互作用をおこなう細胞が発現しており、ほかの細胞は発現しない。なお、Ｂ細胞が抗原提示できる相手は、あらかじめ活性化されたＴ細胞に限られる。

なお、ヘルパーＴ細胞は、図に示した4種類に限定されているわけではないらしい。それぞれの細胞が状況に応じて産生するサイトカインの種類を変える場合があり、したがって機能も多様化するようである。

また、図6-5には制御性Ｔ細胞（Ｔｒｅｇ）への転換も描かれている。制御性Ｔ

細胞は免疫反応の抑制、すなわちヘルパーT細胞とは逆の働きをするが、これもほかの細胞の働きを調整する作用であり、基本的にはヘルパーT細胞の仲間である。

d. キラーT細胞の応答

キラーT細胞は、おもにウイルスに対する免疫を担っている。細胞の外にあるウイルスに対しては抗体がそれなりに有効に働くのだが、細胞の中にあるウイルスに対して抗体は無効である。ウイルスは細胞の中で大量につくられるので、感染した細胞を壊して処分すれば効率よくウイルスの増殖を止めることができる。その役割を担って

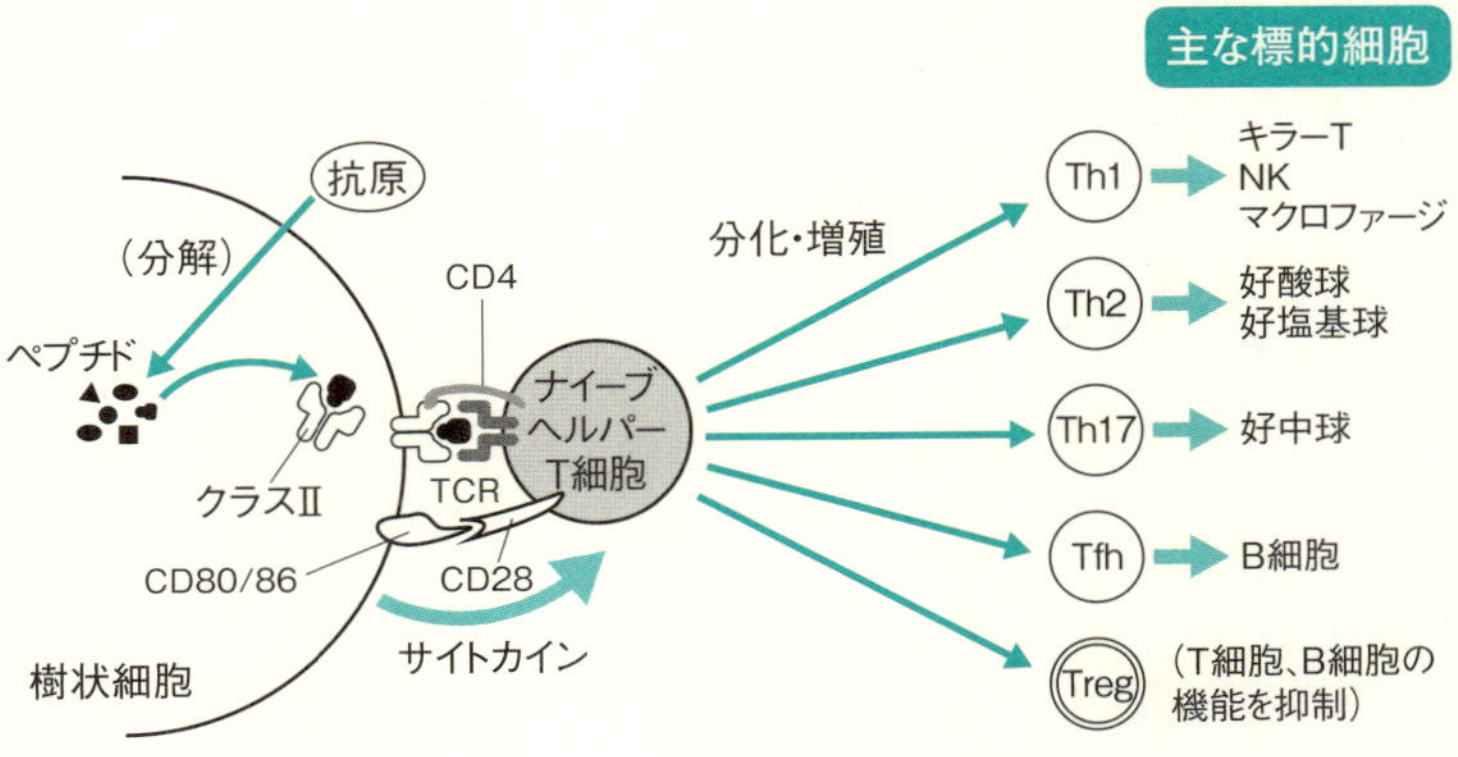

図6-5
ヘルパーT細胞の応答
胸腺から出てきた段階のヘルパーT細胞(ナイーブヘルパーT細胞)は、機能が確定していない。抗原提示細胞(樹状細胞など)からの作用によって活性化、分化、増殖し、その過程で機能が確定する。活性化のためには、抗原提示細胞のCD80/CD86からCD28への刺激(副刺激)が不可欠である。副刺激が与えられないと、アナージーに陥るか、または制御性T細胞(Treg)に変化する。

いるのがキラーT細胞である。

キラーT細胞の活性化にも樹状細胞からの抗原提示が必要である。しかし、ウイルスは自分の好みの細胞に感染するわけで、感染を受けた細胞の多くはT細胞を活性化する機能をもっていない。樹状細胞がウイルスに感染した細胞、またはその断片を食べて、ウイルス抗原のペプチドをクラスIとともに細胞表面に出す必要がある。キラーT細胞はこれを認識して、樹状細胞からの副刺激も受けて応答する（図6-6）。このとき、クラスII+ペプチドに応答したヘルパーT細胞もキラーT細胞の応答を助ける。応答における増殖はヘルパーT細胞の場合と同じく、ふつうは千倍程度である。

増殖し活性化したキラーT細胞は血流に乗って全身を巡る。感染の現場あたりでは、炎症がおこっている影響でT細胞は血管の外に出ることができ、感染した細胞を殺すことが可能となる（機能の実行）。全身のほとんどの細胞（体細胞）はクラスIを発現しており、ウイルスに感染した細胞はウイルス抗原をクラスIに乗せて待っている。体細胞にはT細胞の応答を誘導する能力はないのだが、活性化したT細胞の機能の実行には応えることができるのである。ウイルスなどが感染した体細胞表面のクラスI+ペプチドは、活性化したキラーT細胞に殺されるための目印だともいえる。

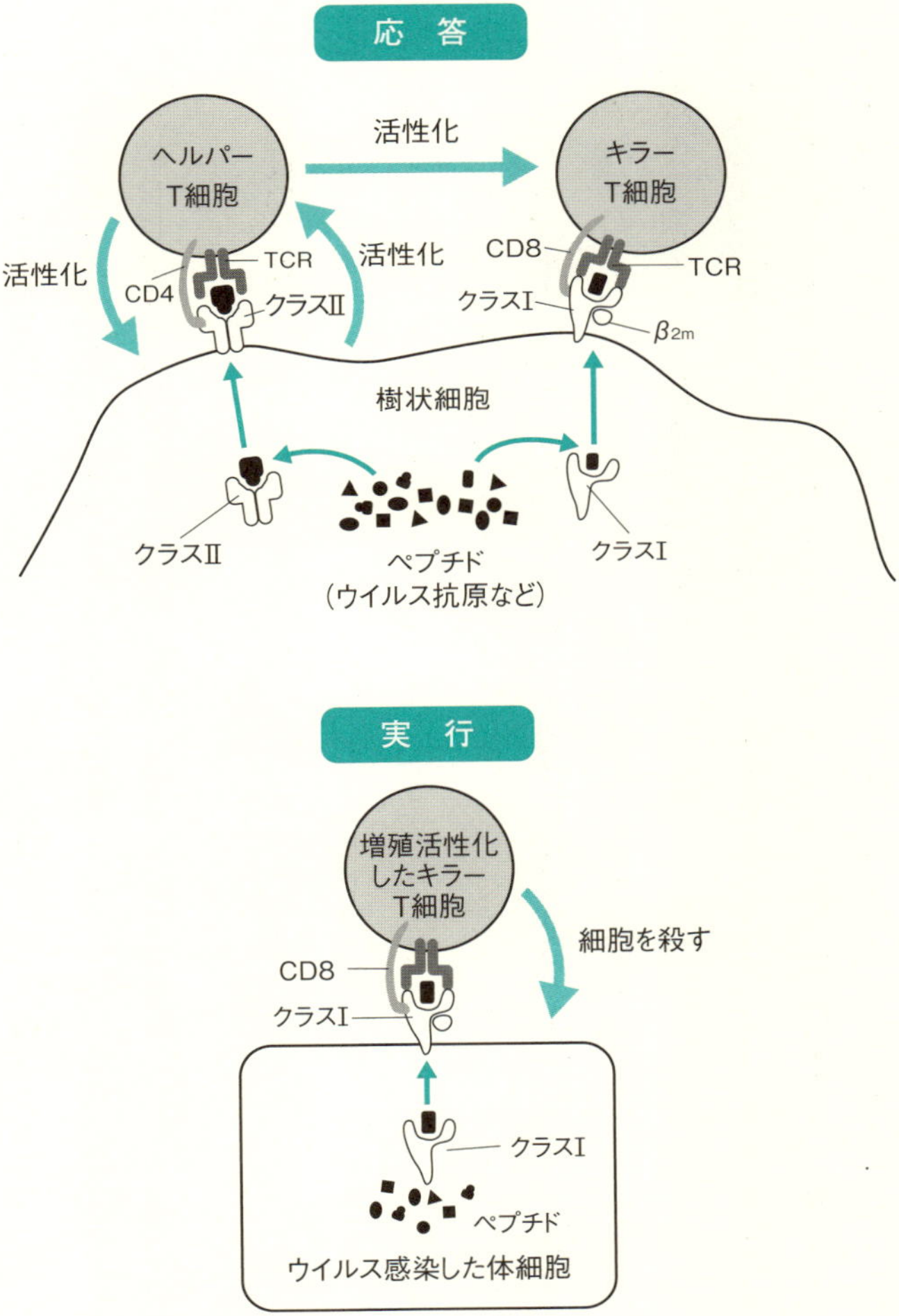

図6-6
キラーT細胞の応答と実行
キラーT細胞の応答には、樹状細胞からの抗原提示と活性化のシグナルを受ける必要がある。また、ヘルパーT細胞からの作用やリンパ節などの環境からの作用も重要である。活性化されて1000倍ほどに増殖し、機能の実行へと移り、機能実行のときには、感染を受けた体細胞に対して直接作用することができる。

このようにT細胞応答には、樹状細胞への抗原の取り込みを含む活性化のプロセスが不可欠で、がん抗原あるいはがん細胞がT細胞の応答を誘導することは簡単ではないことが理解できると思う。がんに対するT細胞応答がおこっている例では、何らかの副刺激的な機能をもつ分子をがん細胞が発現しているはずである。

e．免疫の抑制

免疫の抑制は2つに分けて考えるのがわかりやすい。1つは自己免疫の抑制で、これは免疫の成り立ちとして基本的なことであり、第7章で詳しく説明する。あと1つは、ふつうの免疫反応が過剰にならないように抑制することである。免疫というのは、ウイルスや細菌と戦うのだから、国家でいえば軍隊である。軍隊が国内で活動すれば危険は避けられないわけで、必要に応じて活動を抑制し終結させなければならない。制御性T細胞はこの役割を担っている。

異物抗原を認識するヘルパーT細胞やキラーT細胞は、前述のように千倍もの増殖と活性化を伴う応答をする。これら増殖・活性化したT細胞が機能を実行すると、大量のサイトカインが放出されるなど体の負担は極限に達する。場合によっては、免疫反応が原因で死に至ることもある。体内から微生物を駆逐することに成功したら、早急に反応を停止することが必要なのである。キラーT細胞あるいはヘルパーT細胞自身も、抗原がなくなれば反応を止めるのであるが、それでは間に合わないのだろう。千倍に増えるヘルパーT細胞やキラーT細胞の傍らで、同じく千倍に増えた制御性T細胞が反応の収束を助けるのである。

がん患者のなかには、がん細胞の「抗原」に対して免疫応答がおこっている例がかなりある。そのような患者でも免疫によってがんが排除されることはほとんどないのだが、人為的に制御性T細胞の働きを抑制すると、がんが排除されることがある（第9章）。これは、制御性T細胞が強力に働いていることを示す証拠でもある。

免疫反応の抑制あるいは収束には、マクロファージや樹状細胞もかかわっている。これらの細胞は、応答の初めの段階では活性化のシグナルを送る重要な働きをしているのだが、状況が変わって活性化したT細胞の抑制が必要となったときには抑制のシグナルを送るのである。例えば、活性化したT細胞は抑制を受けるための表面分子（CTLA-4やPD-1）を発現する。マクロファージや樹状細胞は、これらのリガンド（特異的に結合する分子）を発現していて、T細胞の反応と実行を抑制し、またアポトーシスに導くのである。

がん細胞もまたCTLA-4やPD-1を発現して免疫の攻撃を逃れようと努力し

ている。CTLA-4やPD-1分子の働きをブロックすると自己免疫の危険性があるのだが、がんの治療にも役立つ（第9章）。

f．免疫記憶

「微生物に1度感染して回復したら、2度目の感染では強力な免疫反応を速やかにおこす能力を獲得し、発病は軽微で済む。」これが免疫記憶がもたらす効果で、獲得免疫という表現もここに由来する。応答したT細胞の一部は記憶（メモリー）T細胞として長く生き残り、同じ抗原に対しては速やかに、強く応答できるように備える。B細胞の応答でもやはり記憶細胞がつくられる。

感染に対しては記憶が重要で、ヒトや動物が微生物に満ちた過酷な世界を生き延びてきたのは、免疫記憶があったからといえよう。しかしながら、がんに対しては、免疫応答がおこるか否かというあたりでせめぎ合っている状況である。記憶細胞がつくられることがないわけではないのだが、病原微生物に対する免疫で見られるような強力な免疫記憶が成立するわけではない。

g. なぜクラスI、クラスII分子がかかわるのか?

キラーT細胞は、ペプチドとクラスIとが結合した構造しか認識できない。なぜそのような方式が採用されたのだろうか。以下のように考えるとわかりやすい。例えば、ウイルスに感染したとき、キラーT細胞は感染している体細胞を殺す必要がある。この場合のキラーT細胞の標的抗原というのは、細胞内でつくられるウイルスタンパク分子の断片（ペプチド）である。感染している細胞は、これを細胞の外に出さない限り免疫反応の対象にはならない。細胞外に出すにあたって、ペプチドが細胞の表面にしっかりと結合していれば、感染細胞だけを殺すことができる。しかし、ペプチドを細胞外にばらまくようであれば、目的の細胞がどれだかわからなくなる。そのペプチドが、近隣の感染していない細胞に付着したら、キラーT細胞は付着した細胞を殺すだろう。クラスIに挟んで細胞表面に出すことによって、T細胞は標的を限定できるわけである。

一方、ヘルパーT細胞はクラスII＋ペプチドを認識する。重要な点は、クラスII分子の発現は樹状細胞、マクロファージ、B細胞など、ヘルパーT細胞が相互作用する相手方の細胞に限定されていることである。もし、ヘルパーT細胞がクラスI＋ペプチドを認識するのであれば、クラスIはすべての細胞が発現しているので、相互作用の相手方を限定できない。そこで、ペプチドを挟んでヘルパーT細胞に提示できる別のタンパク分子（すなわち、クラスⅡ）の遺伝子がつくられ、これを相互作用する細胞にだけに発現させて使うようになったのではないだろうか。

5 B細胞の応答

B細胞も100万種類もの抗原（エピトープ）にそれぞれ特異的に反応する細胞の集団なので、T細胞の場合と同じく、特定のエピトープと反応できる細胞はごく少数である。したがって、抗体をつくるようになるまでには、やはり千倍もの増殖と活性化が不可欠である。

a．T細胞が不要なB細胞応答

B細胞の表面には膜型抗体（単量体のIgM）、すなわちBCRが配列されていて、この膜型抗体で抗原を認識する（図6-3）。B細胞はT細胞とは違い、MHCなどに関係なく抗原分子そのもの（実際はその一部であるエピトープ）を認識する。

バクテリアのリポ多糖体（LPS）やデキストランなど一部の抗原に対しては、B

細胞はヘルパーT細胞の補助なしで活性化、増殖して抗体産生細胞へと進む（図6-7-a）。この種の抗原は、T細胞非依存性抗原（TI抗原）と呼ばれる。TI抗原に対してつくられる抗体のほとんどはIgM抗体である。進化の過程でB細胞がつくられた初期には、B細胞の応答の対象はTI抗原に限られていたに違いない。

b．T細胞が助けるB細胞応答

進化の過程でT細胞とB細胞のいずれが先に出現したかはわからない。ともかく、ヘルパーT細胞が出現したことによって、B細胞が応答できる分子の種類は格段に増え、つくられる抗体も多様になった。ヘルパーT細胞が関与することによって、微生物がもつタンパク、糖鎖、脂質などに限らず、ありとあらゆる分子がB細胞の標的に加わったのだ。本来は地球上に存在しない人工的につくられた分子に対しても、抗体はつくられる。ヘルパーT細胞に助けられて抗体がつくられる抗原は、T細胞依存性抗原（TD抗原）と呼ばれる（図6-7-b）。

ウイルス表面の感染にかかわる分子や細菌の毒素の活性部位に対する抗体は、標的に結合するだけで相手方の機能を阻止できる。すなわち、抗体それ自体の機能でヒトや動物が生き延びるために役立ってきた。しかし、抗体分子の構造と機能はさらに進化を遂げて、抗体単独では防御効果がなかったいろいろなエピトープに対する抗体が防御に役立つようになった。例えば、細菌表面のタンパクや糖鎖抗原に対する抗体は、抗体自体は感染を抑制できなくても、補体を活性化してバクテリアを殺すことができる。また、マクロファージやNK細胞を動員して細菌やウイルスに感染した自分の細胞を攻撃することもできる。

抗体の種類も初期のIgMだけでなく、IgG、IgA、IgEが加わって役割を分担している（図5-2-b参照）。進化的に最も早く出現したIgM抗体は、つくられる量は少ないが速やかに対応でき、数日以内には効果を発揮することができる。IgG抗体は、そこから2~3日遅れて出現する。ヒトのIgG抗体には4つのサブクラスがあり、それぞれが異なる役割を担っている。IgG抗体はつくられる量も多く、血液中での半減期が長いなどさまざまな利点があり、全身的な防御に役立っている。

IgA抗体は小腸のパイエル板、またはそれに類した組織でつくられ、腸管や鼻腔などの粘膜から体外へ出て微生物に結合することができる。有害な微生物が体内に侵入する前に迎え撃つと考えられている。最近では、IgA抗体が結合することで有用な細菌を粘膜面にとどめておく役割があることも知られている。

IgE抗体は進化的に最後にできたもので、哺乳類だけがつくることができる。これ

a. T細胞非依存（TI）抗原の場合

同じエピトープが連続している多糖類などに対しては、B細胞はヘルパーT細胞の関与なしで応答できる。

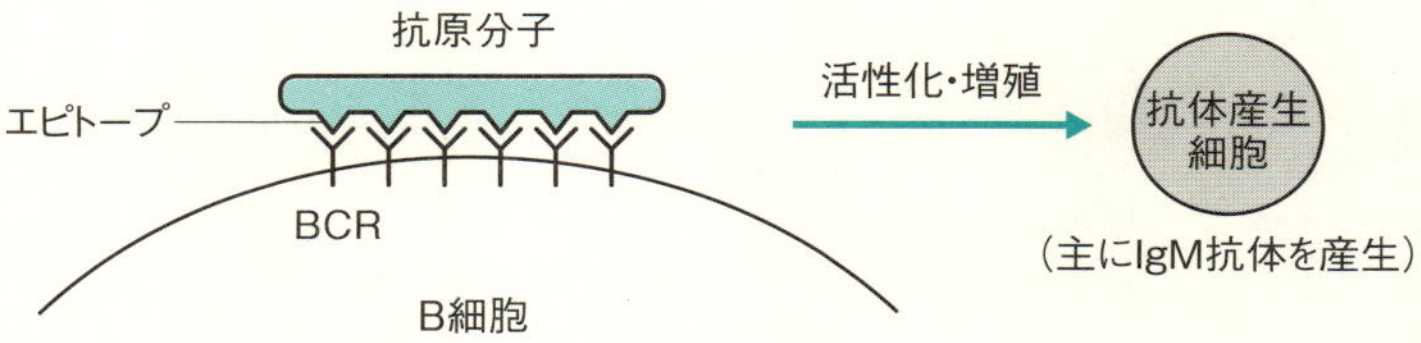

b. T細胞依存（TD）抗原の場合

タンパクなど多くの抗原に対する応答では、ヘルパーT細胞のサポートが必要である。

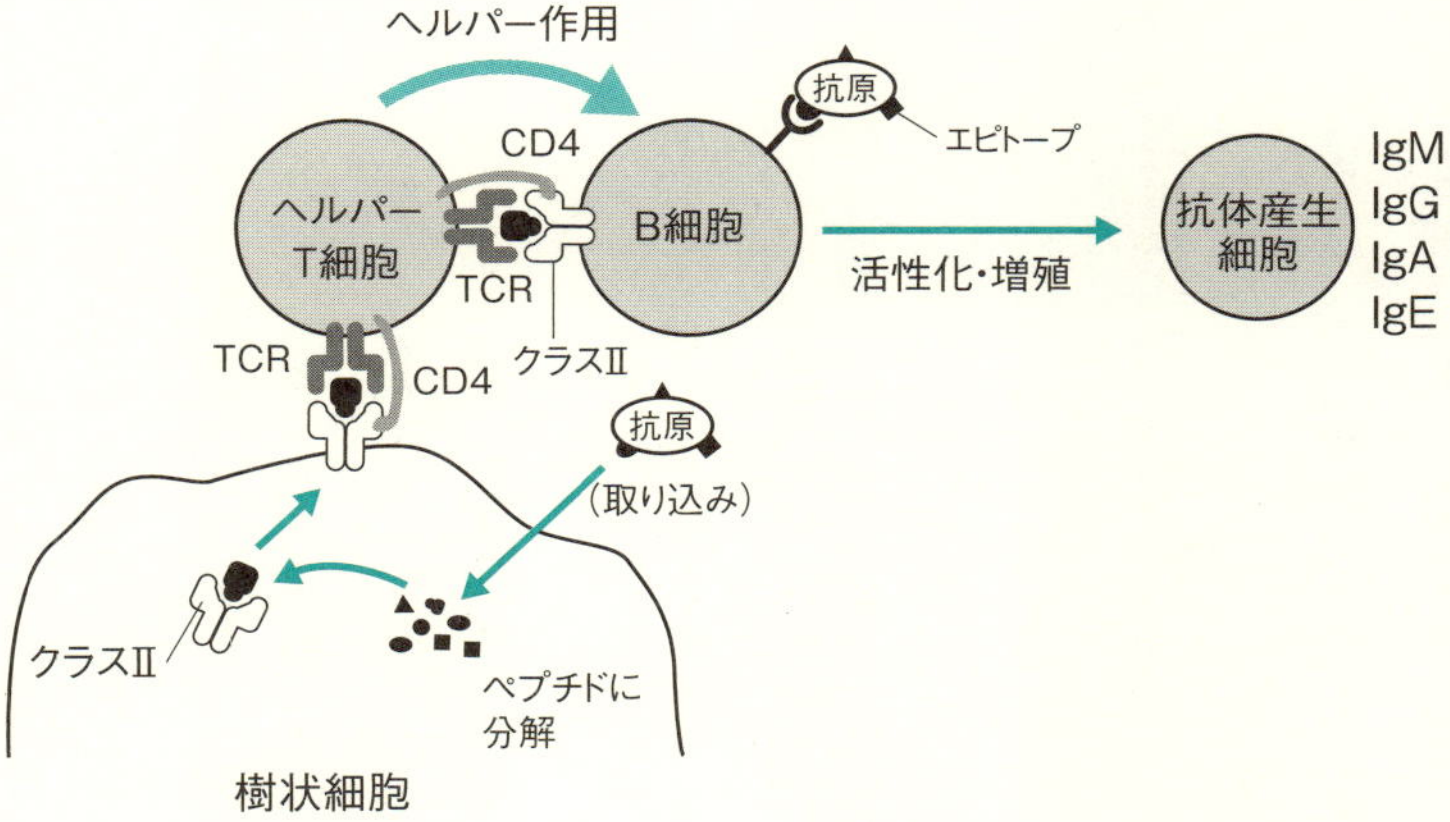

図6-7
B細胞の応答

はおもにダニなどの寄生虫から身を守るための抗体である。IgEも皮膚や粘膜近くでつくられるが、体外に出るのではなく、マスト細胞（肥満細胞）と呼ばれるヒスタミンなどを含む顆粒をもつ細胞の表面に結合して、皮膚または粘膜近くに待機する。例えは、ダニ抗原がIgEに結合すると、それが引き金となってマスト細胞が放出するヒスタミンなどの化学伝達物質の作用で痒くなる。痒いと、手足でダニを取り払うので、体を守ることになるということだ。蚊に刺されて痒くなるのもIgE抗体の作用である。

のどや鼻の粘膜への感染に対しても、IgE抗体が働くと粘膜から大量の粘液が出ることによって粘膜は洗われ、結果的に粘膜を守ることになる。同じメカニズムが働いて、皮膚アレルギー、食物アレルギー、花粉症、喘息などをおこしてしまう例も多く、感染防御という枠から逸脱した弊害もある。

6 がんに対する免疫反応はあるのか

ごくまれに、がんが自然治癒する例があり、これは免疫による排除だろうと考えられている。しかし、ひとたび大きくなったがんの自然治癒はめったにないことであり、ふつうは免疫はたいして頼りにならない。がん免疫が弱い理由として、がん抗原に特異的に反応するT細胞やB細胞が少ないからだという意見がある。すなわち「多勢に無勢でがんに対抗できない」といわれたりする。実際はどうなのだろうか。

感染免疫であれGVH反応（骨髄移植時の免疫による傷害）であれ、ごく少数の細胞で強力な応答がおこる。例えば、マウスの実験で、卵白アルブミンの1つのエピトープに対するT細胞応答は、このエピトープに特異的なわずか20個のT細胞でおこることが明らかにされている（第8章）。確実に反応する細胞があり、これに適切な刺激を加えることができれば、ごく少数の細胞で強い応答ができるのが獲得免疫の特徴である。つまり、数が少ないということは、反応できない理由にはならないのである。

現在では、がん抗原の特定のエピトープを認識するT細胞を検出することが可能になっている。がん抗原は自己の分子であるにもかかわらず、がん抗原のエピトープを認識するT細胞の数はかなり多い。しかも、ワクチン投与によって異物抗原なみに強い増殖を伴って応答する例もある。しかしながら、応答してもがんを排除できる例はまれである。がんに対する免疫反応が弱いのは、応答する細胞が少ないのではなく、効果的な応答ができないのか、応答しても反応を実行できないからなのである。この状況を乗り越えなければ、がんに対して免疫を利用する道は開けない。逆に、乗り越えれば道が開けるだろう。このあたりを検討する準備として、以降の2つの章でもう少し免疫のメカニズムについて調べてみよう。

第7章

免疫に役立つT細胞をつくり出す

免疫機能の中核を担うのはT細胞（とくにαβT細胞）であり、がんの治療への利用も、やはりT細胞が中心となる。本章では、胸腺の中でT細胞がつくられるプロセスとメカニズムについて理解を深めたい。T細胞がつくられる過程では、がん抗原を含む自己の分子を認識するT細胞は取り除かれるのだが、一部は漏れ出てくることもある。そのあたりのことにも注目したい。なお、がんに対して抗体が有効であるのかは必ずしもはっきりしないが、抗体をつくるB細胞も抗原特異性と自己非反応性という点についてはT細胞と同様である。B細胞の生成についても少し説明を加えよう。

1 造血幹細胞からT細胞へ

a．系列の分岐

T細胞もB細胞も、赤血球、顆粒球、マクロファージなどと同じく、造血幹細胞からつくられる。造血幹細胞は大人では骨髄中に、胎児期には肝臓中にあって、日々血液細胞をつくり続けている。しかし、骨髄や胎児肝臓ではT細胞をつくることはできない。造血幹細胞に由来するT細胞の前駆細胞が胸腺に出向いて、そこでT細胞をつくる。

胸腺というのは、T細胞をつくり出すという仕事のためだけに準備されている臓器である。特定の細胞をつくり出すという仕事に特化した臓器というのは、胸腺以外にはない。生きることにとってT細胞がいかに大切かを物語っているといえよう。

血液細胞は、ミエロイド（おもに食細胞）系列（M）、赤血球系列（E）、T細胞系列（T）、B細胞系列（B）に大別することができる。血液細胞生成の最初のステップは、造血幹細胞からこの4大系列が分岐するところから始まるはずであるが、分岐のプロセスは長年にわたって不明であった。従来は、幹細胞からの最初の系列分岐は赤血球・白血球系列（ここで白血球というのはおもに顆粒球とマクロファージ）とリンパ球系列（T細胞、B細胞）に分かれるらしいと、漠然と考えられていたにすぎない。系列決定のプロセスが明らかにできなかったのは、適切な実験システムがなかったからである。

筆者自身はT細胞の分化を研究していたのであるが、自分が扱っている前駆細胞がほかの系列への分化能をどの程度もっているのかを見極めたいと思い続けていた。あるとき思い至ったことは、前駆細胞の分化能を正しく知るには、①培養の環境はM、E、T、Bすべての系列に分化誘導できるものでなくてはならないこと、②前駆細胞は1個ずつ培養する必要があることで、この2点を同時に満たす実験システムをつくることが不可欠だということであった。

この実験システムは予想通りに働いて、いろいろの分化能をもつ前駆細胞を同定することができた。一連の研究から、造血における系列決定のプロセスが明らかになってきた。そのプロセスを図7-1に示す。造血幹細胞（METB）から、まずMTB前駆細胞とME前駆細胞がつくられる。MTB前駆細胞というのは、ミエロイド（M）細胞（マクロファージ、樹状細胞、顆粒球）、T細胞、B細胞をつくる能力をもつ細胞で、ME前駆細胞というのはミエロイド細胞と赤血球のほかに血小板もつくる能力をもつ前駆細胞である。

MTBからは、MT前駆細胞とMB前駆細胞がつくられる。T前駆細胞はMTから、B前駆細胞はMBからつくられる。ここで重要なことは、MTおよびMBという段階があることで、このことはT細胞とB細胞は互いに独立にミエロイド系列と密接に関連して生まれてくることを意味している。T細胞とB細胞が、自然免疫を担当するミエロイド系から別々に進化したことを示しているともいえよう。この系列決定のシステムを、私たちは「ミエロイドベースモデル」と呼んでいる。

おもしろいことに、T細胞とB細胞だけをつくるTB前駆細胞という段階はまったく検出されない。ミエロイドベースモデルの観点からは当然のことではあるが、この点に関してはアメリカのグループから反論があり、数年にもわたる論争が続いたが、現在では国内外を問わずミエロイドベースモデルが認められている。

T細胞とB細胞は、いずれも抗原に特異的に反応するという共通点をもつがゆえに、同系列の細胞のように考えられてきた面がある。しかしT細胞とB細胞はずいぶんと異なる機能を担っている。進化的にも、これらの細胞は互いに独立してつくられたと考えるのが妥当であろう。

T細胞をつくるために胸腺へ移行する前駆細胞は、T系列に完全に決定されているわけではなく、少しばかりM系列への分化能を保有している。胸腺では、自分の分子に反応するT細胞を取り除く（負の選択、後述）ときに樹状細胞が重要な役目を担っているのだが、この樹状細胞をつくるためにM系列への分化能を保持した状態で胸腺へ移行するのではないだろうか。

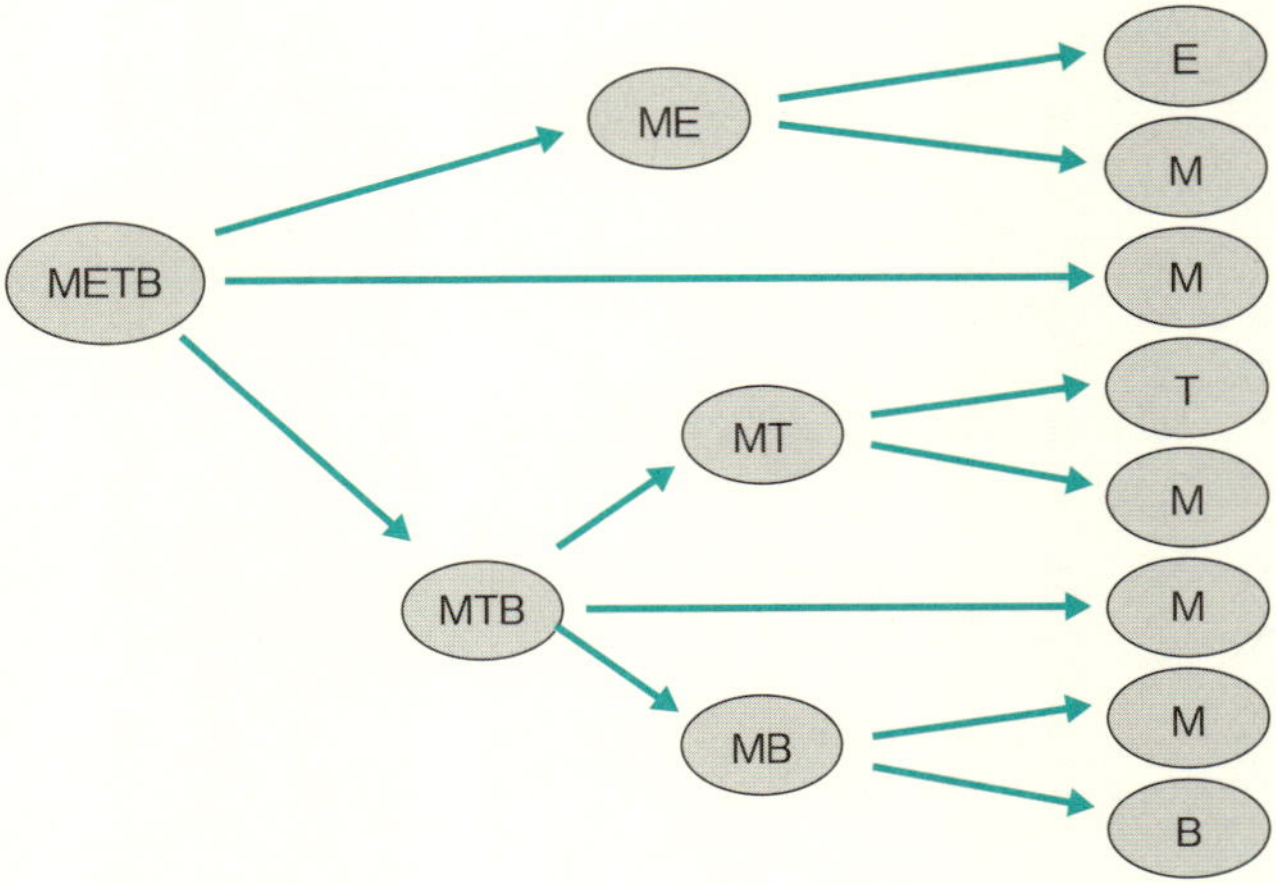

図7-1
血液系前駆細胞の分化系列決定プロセス
M：ミエロイド系列、E：赤血球系列、T：T細胞系列、B：B細胞系列
ミエロイド系列が血液細胞の基本形であることが、この図から見て取れる。

b. 前駆細胞から未成熟T細胞へ

図7-2-aを見ながら、胸腺中でαβタイプT細胞がつくられる過程を追ってみよう。骨髄中でMT前駆細胞からT前駆細胞になりかけた段階の前駆細胞が、血流に乗って胸腺へ移行する。この前駆細胞は、胸腺皮質の上皮細胞からの作用を受けて、T細胞への分化を始める。その最初の引き金を引くためのT前駆細胞と皮質上皮細胞との相互作用にかかわる分子も明らかにされている。前駆細胞が未成熟T細胞になるまでには、胸腺皮質内を適宜移動しつつ、異なる環境と出会いながら増殖と分化を繰り返す。この増殖で、1個の前駆細胞から100万個を超える未成熟T細胞がつくられる。

前駆細胞が胸腺内に入り、少し分化が進んで千倍ほどに増えた段階の細胞の核内で、抗原レセプター（TCR）β鎖遺伝子（216ページ付録b.）の再構成がおこってTCRβ鎖タンパクがつくられるようになる。すなわちこの段階で、それぞれの細胞は遺伝子再構成で構造が多様化したTCRβ鎖のどれか1つをもつことになる。引き続いて、この千個の細胞それぞれが、さらに千倍ほどに増殖する。ということは、同じTCRβ鎖をもつ細胞が各千個できるわけである。つくられた計100万個のそれぞれの細胞の中でTCRα鎖遺伝子の再構成がおこって、100万個の未成熟T細胞は異なる構造のTCRα鎖をもつことになる。

それぞれの未成熟T細胞は、再構成でつくられた1つのTCRβ鎖と1つのTCRα鎖を組み合わせて細胞表面に発現する。この方式によって100万個の未成熟T細胞は、それぞれ異なる構造のTCRを細胞表面に発現し、異なる抗原（エピトープ）を認識するT細胞となる。このようなT細胞のつくられかたから考えると、体内のすべてのT細胞（マウスで10^{8}［1億］個、ヒトで10^{11}［千億］個）は、それぞれ別のエピトープを認識するように見える。実際はどうなのだろうか。これについては、第8章で詳しく検討する。

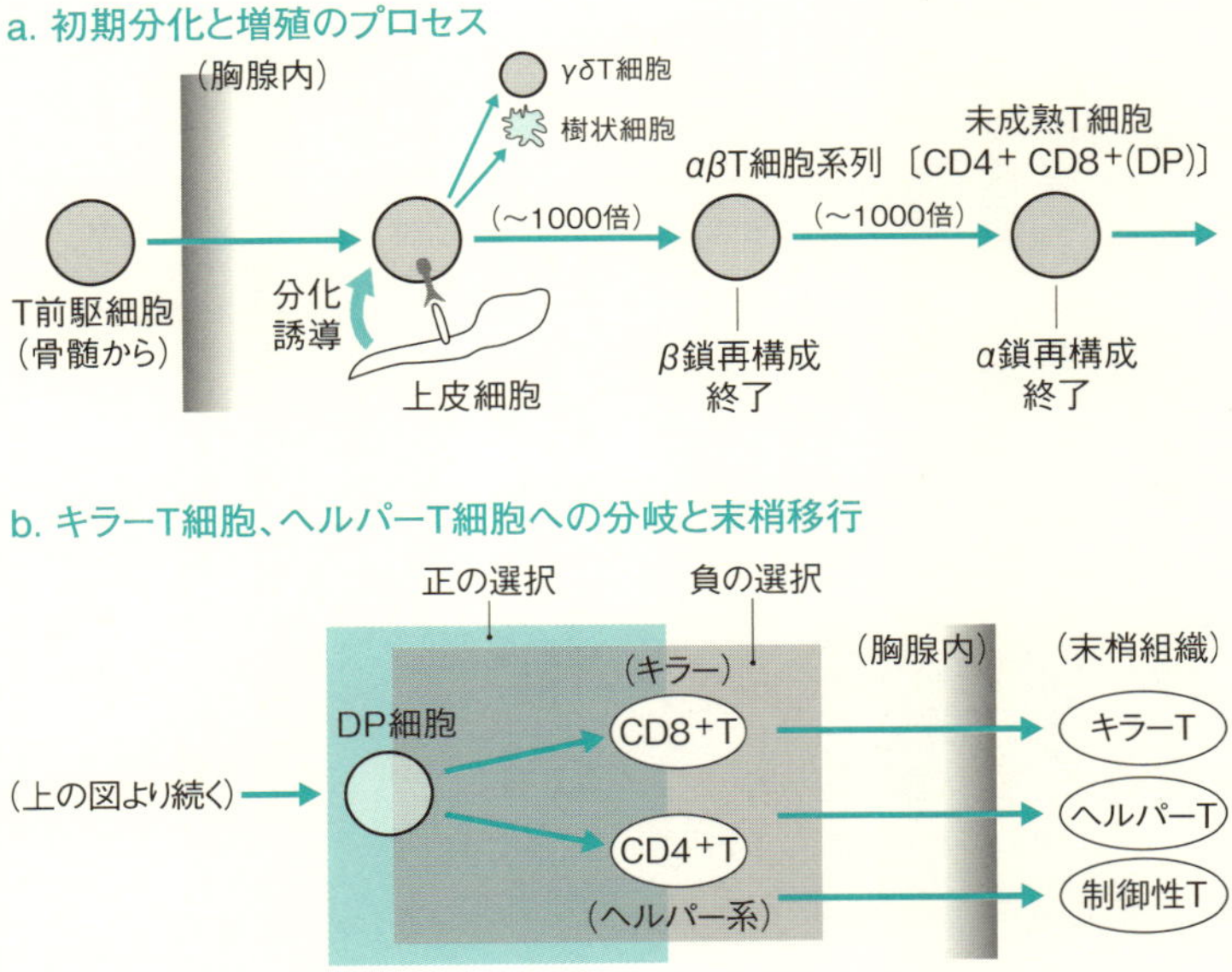

図7-2
胸腺内T細胞分化

c．成熟T細胞ができる

免疫細胞として働くためには、エピトープを認識できるだけではなく、キラーとかヘルパーとかの機能を獲得する必要がある。図7－2に示すように、CD4、CD8のいずれも発現しない段階からCD4、CD8をともに発現する段階（DP）へと進む。そして、このDP細胞が上記の未成熟T細胞である。DP細胞から$CD8^{+}$キラーT細胞と$CD4^{+}$ヘルパー系T細胞（ヘルパーT細胞と制御性T細胞）がつくられる。なお、CD4とCD8はそれぞれヘルパーT細胞、キラーT細胞が抗原を認識して反応するときに補助的に働く分子である。

クラスⅠ＋ペプチドを認識するTCRを発現する未成熟T細胞は、CD8のみを発現するとともにキラーとしての機能を獲得し、クラスⅡ＋ペプチドを認識するTCRを発現する未成熟T細胞は、CD4のみを発現するとともにヘルパーまたは免疫抑制の機能を獲得する（図7－2－b）。こうしてつくられたT細胞は、胸腺内あるいは胸腺を出たあとに少しだけ増殖して各10個ほどになるようである（第8章）。その10個の細胞はまったく同じ細胞とみなすことができ、まとめてクローンと呼ぶ。1つのクローンに属する細胞が本当に10個なのか、あるいはクローンごとにメンバー数が異なるのかなどはっきりしないのだが、それはさして重要なことではない。この10個というのを、便宜上の数として第8章でも使うことにする。

未成熟Ｔ細胞は、抗原認識に関して有効と認められたものが選ばれて生き残る（正と負の選択）。選択を経た細胞はさらに成熟して、脾臓やリンパ節など末梢リンパ組織へ移動する。ヘルパーＴ細胞からＴｈ１、Ｔｈ２、Ｔｈ17、Ｔｆｈなどへの分化は胸腺でおこるのではなく、末梢リンパ組織で抗原に応答する過程でおこることである（第6章）。

2 正の選択

「正の選択」とは、聞きなれない言葉かと思う。これは少し短絡的に言えば、次のようなことである。胸腺の中でつくられるＴ細胞は、それぞれが抗原認識部位の構造が異なる抗原レセプター（ＴＣＲ）をもっている。ＴＣＲの構造は、Ｔ細胞分化の過程で勝手気ままに決められるのである。その結果、どんな抗原（エピトープ）も認識できないＴＣＲをもつＴ細胞もたくさんできる。そのような雑多なＴ細胞の集団の中から役立ちそうな、すなわち何らかのエピトープを認識できそうなＴＣＲをもったＴ細胞を選び出す必要がある。これをおこなうのが、正の選択である。

a．異物に反応するキラーT細胞をつくる

従来は、正の選択とは以下のような方式で選ばれたT細胞が生き延びることだと考えられてきた。すなわち、新しくつくられた未成熟T細胞は、胸腺皮質上皮細胞が発現する「自己の」MHCクラスⅠまたはクラスⅡ分子（これらは皮質上皮細胞自身がもついろいろなタンパク分子の断片であるペプチドを挟み込んでいる）と反応性があるか否かが検定され、「ある程度以上の強さ」で反応するものが選ばれて生き残る。免疫学の本には、だいたいこのように書かれている。

これは、ある意味では正しい。クラスⅠまたはクラスⅡと緩やかな反応性があることは、T細胞が生き続けることにとって重要らしく、実際にT細胞は自己のクラスⅠあるいはクラスⅡと弱く反応するようである。しかし、この点が強調されすぎている面があると思う。クラスⅠ、クラスⅡは、いずれも多様な自己タンパク分子由来のペプチドを結合しているので、エピトープ構造としては多様なはずである。弱い反応というのが何を認識する反応なのか、よくわからない面がある。

実は正の選択では、もっとすごいことがおこなわれている。以下はキラーT細胞の選択についてわかってきたことである。キラーT細胞の正の選択では、胸腺皮質上皮細胞が発現するクラスⅠ＋ペプチドを認識できるもののうち、免疫に役立ちそうなも

のが選ばれる。ここまでは従来の説明と変らない。免疫に役立つT細胞というのは何かというと、異物すなわち「自分の分子ではないもの」、もっとわかりやすく言えば病原微生物の抗原に反応するT細胞のことである。

ふつうに考えると、異物抗原などは胸腺の中にはない。しかしそれは、実際におこなわれて、それをT細胞に見せるなどありそうにない。胸腺が異物抗原をつくっているらしいのである。胸腺皮質の上皮細胞は、想像を超えることだが、自分の分子から「異物」をつくり出して未成熟細胞に見せていると考えられる。

もう少し詳しく説明しよう（図7－3）。すべての細胞はその細胞内のタンパク分子を切り刻んでペプチドとして、これらをクラスIに挟んで細胞表面に発現している。胸腺皮質の上皮細胞は、このときの切り刻み方がほかの細胞と少し違う（次項）。その結果、ほかの組織でつくられる自分の分子由来のペプチド（その総計が自己抗原）とは、構造が異なるさまざまなもの（これはまさに異物に相当する）がつくられる。すなわち、キラーT細胞の正の選択では、クラスI分子に「異物ペプチドに相当するもの」を挟み込んでT細胞に見せ、これと反応するT細胞を選び出すのである。

b. 胸腺が異物抗原をつくる?

「異物をつくる」とは、実験科学的な観点からは少し言いすぎかもしれない。この現象の発見者らの論文には、そのような記述はない。もし、胸腺皮質で、例えばインフルエンザウイルスや天然痘ウイルスのタンパクに由来するペプチドがつくられている証拠があれば、それは論文に書かれるだろう。そのような証拠をもち合わせていないにもかかわらず、異物をつくり出すと筆者が主張するのは、胸腺でつくり出されて正の選択を受けたT細胞集団のなかには、多様な病原微生物の抗原を含むあらゆる異物抗原(エピトープ)に応答できるT細胞が含まれているからである。インフルエンザウイルスなどのエピトープと正確に一致しなくても、それに相似する構造を胸腺皮質細胞がつくって、正の選択に使用していると考えてもよいだろう。これを、「異物をつくる」と表現することに問題はないと思う。

皮質上皮細胞では、自分の分子をふつうに切断したペプチド(いわゆる自己ペプチド)もつくられるので、それらを認識したT細胞も正の選択を受ける。しかし、自己ペプチドを見ることで正の選択を受けたT細胞は自己免疫病の原因になる危険性があるわけで、不活化するか取り除く必要がある。この操作は、負の選択と呼ばれる。危険なT細胞をわざわざつくってあとで取り除くなど、無駄もはなはだしいともいえる。しかしこのプロセスは、少なくともヘルパー系T細胞に関しては必要なことが分かっている（後述）。

c．異物に反応するヘルパーT細胞

ヘルパーT細胞の正の選択でも、「異物」抗原エピトープをつくってT細胞に見せるメカニズムがある。ヘルパーT細胞が認識するのはクラスⅡの溝に挟まれたアミノ酸13～25個からなるペプチドで、キラーT細胞が反応するクラスⅠの溝にはまるペプチド（アミノ酸8～9個）とは別のものである。クラスⅡで提示される「異物ペプチド」についてはクラスⅠペプチドの場合ほど詳しくはわかっていないが、異物ペプチドは確かに

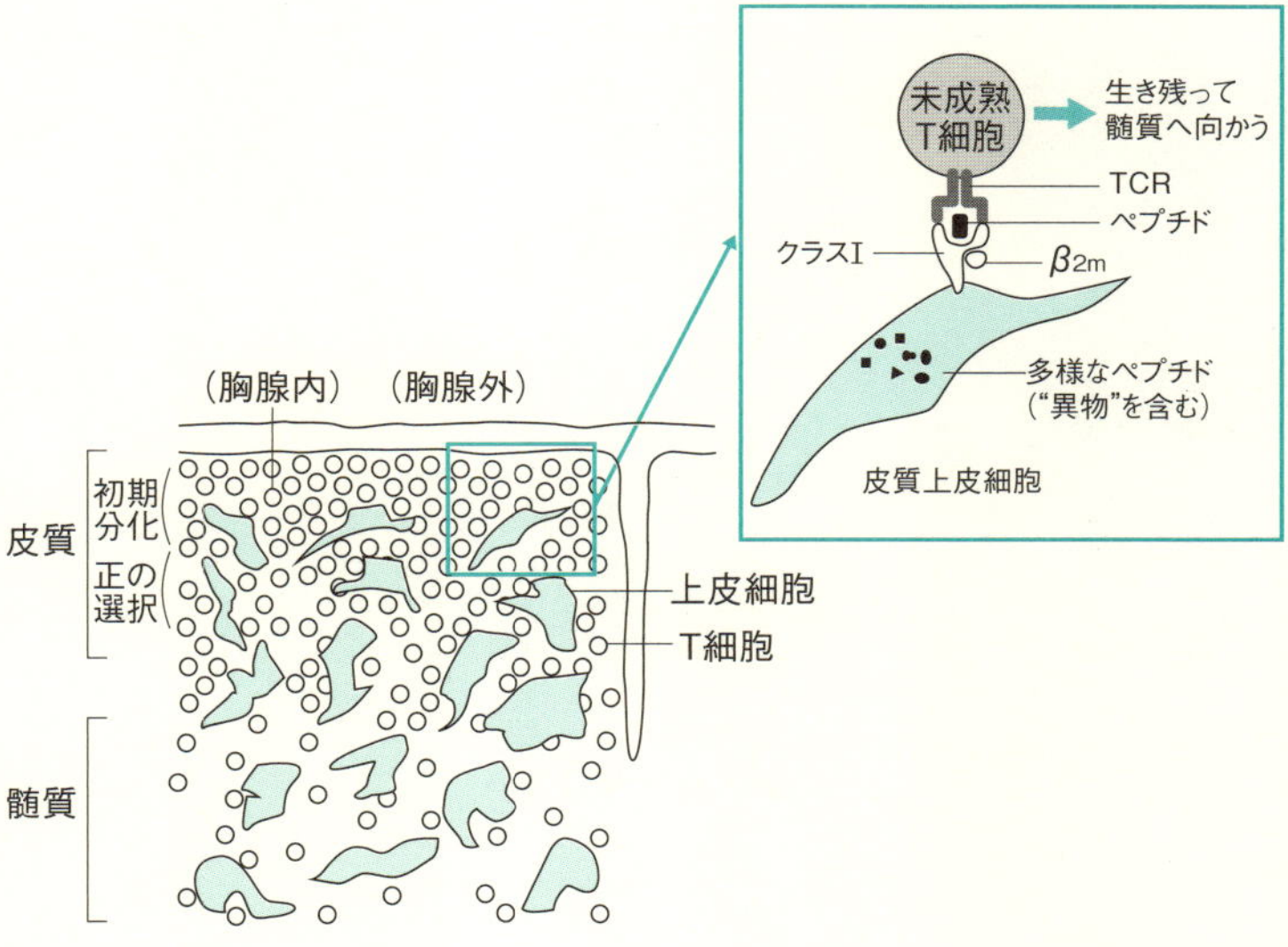

図7-3
キラーT細胞の正の選択
「異物エピトープ」、すなわち胸腺皮質細胞がつくる異物的ペプチドとクラスⅠによって形成される構造を認識するTCRをもつT細胞が選ばれる。この段階で、負の選択も少しおこる。

つくられるのであり、そのメカニズムも遠からず明らかになるであろう。

3 負の選択と免疫トレランス

免疫トレランス（寛容）というのは、自分の体の分子に対しては免疫反応をおこさないこと（自己非反応性）である。自己非反応性は先天的に決まっているものではない。T細胞の生成過程では、まずは正の選択であらゆるエピトープに向けられた細胞がつくられ、そのなかから自己の分子に反応する細胞は排除される。胸腺でおこなわれる負の選択（中枢トレランス）に続いて、胸腺外（末梢）でも自己の分子に反応するT細胞はトレランスになる（末梢トレランス）。この2段構えで、自己反応性細胞を除くのである。

a．負の選択

胸腺皮質でおこなわれるT細胞の正の選択では、異物に反応するT細胞をつくることを本来の目的としているはずなのだが、同時に自己の分子に反応するT細胞も選ばれて生き残る。これを生かしたまま末梢へ移行させれば自己免疫病の原因になるわけだから、そのようなT細胞は取り除くか不活化する以外に道はない。自己分子に反応するT細胞を取り除く作業が負の選択で、これは胸腺皮質でもおこなわれるが、おもには髄質でおこなわれる。髄質でおこなわれる負の選択は、トレランスの最も基本的な方式である（図7-4）。

自己の分子を認識するT細胞を取り除くためには、胸腺髄質上皮細胞は、まずはすべての自己分子をつくって、これを正の選択で選ばれたT細胞に見せなければならない。しかしふつうの体細胞は、その細胞の生存と機能に必要な限られた種類の遺伝子からタンパクをつくるにすぎない。胸腺髄質の上皮細胞が、ほかの細胞と同様に限られた種類の遺伝子だけを発現しているとしたら、負の選択はそれら限られた分子に対してしか誘導できないことになる。

では、腎臓、肝臓、肺などでしか発現しない分子に対する負の選択はどうやって誘導するのだろうか。これもまた胸腺の驚くべき機能なのだが、胸腺髄質上皮細胞はほとんどすべての遺伝子からタンパク分子をつくって、それぞれに反応性を有するT細胞に対して負の選択をおこなうのである。もう少し詳しく言えば、髄質上皮細胞は腎臓、肝臓、肺、皮膚などあらゆる臓器の細胞に特有の遺伝子を起動させてタンパクをつくらせるのである。髄質上皮細胞自身あるいは髄質上皮細胞がつくった自己タンパクを取り込んだ樹状細胞は、これらの分子に由来するペプチドをクラスⅠまたはクラスⅡの溝に挟み込んだ複合体を細胞表面に発現する。個々の上皮細胞が発現する他臓器特有の遺伝子は１００種程度と限られているが、各細胞は分担し合って、髄質上皮全体ではほとんどすべての遺伝子を発現するらしい。胸腺皮質で正の選択を経たＴ細胞のうちの髄質上皮細胞または樹状細胞によって提示された自己抗原（エピトープ）を認識するものは、アポトーシスへ向かうシグナルを受け、死滅する。すなわち負の選択を受けるのである。

他臓器に特異的な分子を胸腺髄質で発現させるに際して、重要な役割を担っている１つの遺伝子が知られている。この遺伝子は、人間の自己免疫疾患の研究から明らかにされたもので、Ａｉｒｅ（autoimmune regulator）と呼ばれている。胸腺髄質で発現する他臓器特異的遺伝子の多くはＡｉｒｅの作用によるという。Ａｉｒｅに対応する遺伝子はマウスにもあり、これを実験的に破壊するとマウスは自己免疫病になる。

b. 自己を認識する制御性T細胞

自己分子に反応するＴ細胞は、つくられた後に取り除く必要があるというのならば、正の選択のときにそれを選ばなければよいのではないだろうか。キラーＴ細胞とヘルパーT細胞に関してはしかりであろう。しかし、制御性T細胞に関しては自己分子反応性のものも必要である。したがって、正の選択で自己反応性T細胞を選び出すことが必要なのである。

制御性T細胞がどの時点でつくられるのかは、必ずしもはっきりしない。ヘルパー系T細胞のうち、負の選択を受けそうになったものの一部が、制御性T細胞に分化することで生き延びて末梢に移行する、というシナリオが最もあり得ると考えられている。

免疫を利用するがん治療の際に標的とされるがん抗原というのは、正

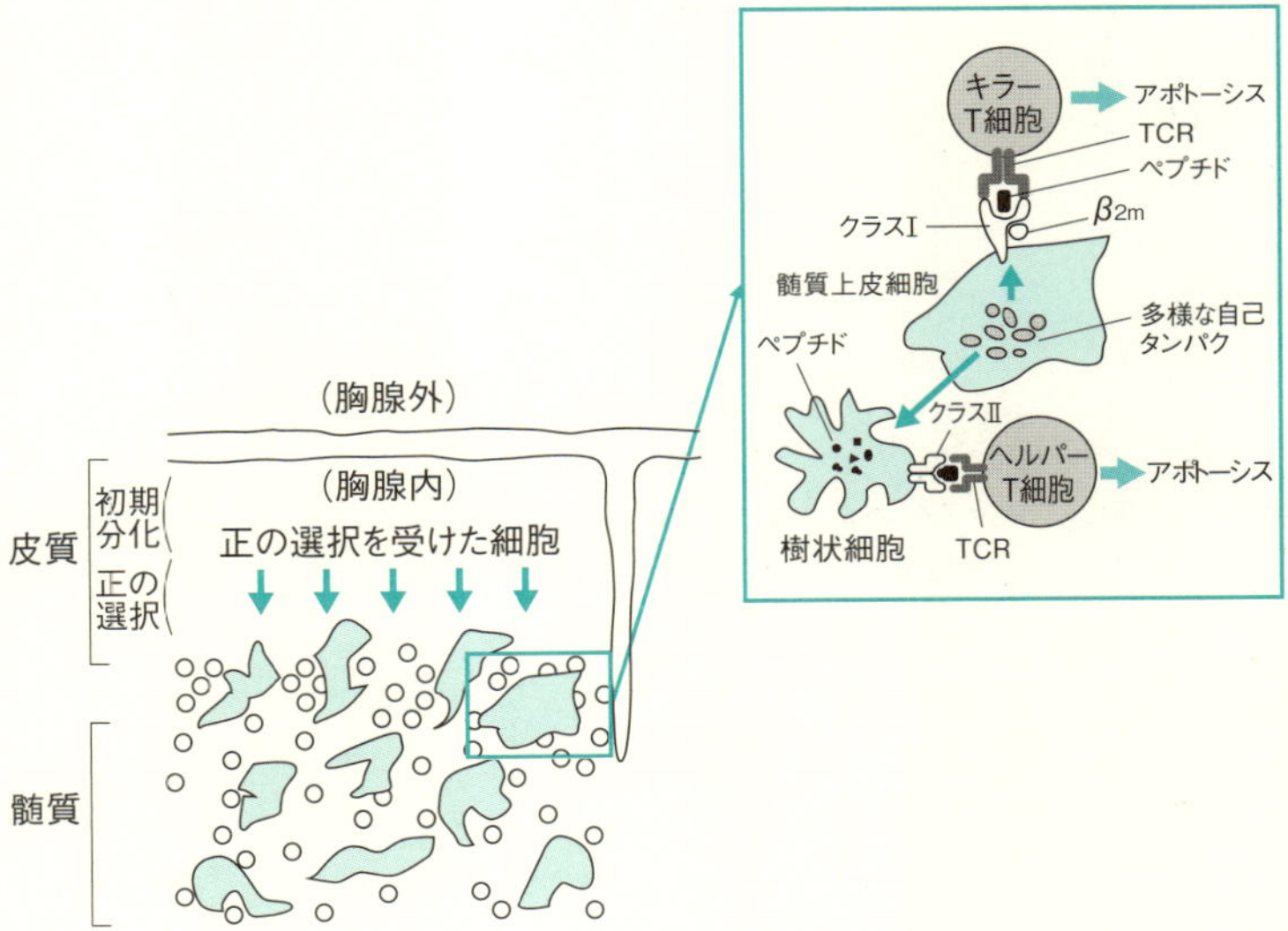

図7-4
胸腺髄質における負の選択
髄質上皮細胞は、全身のほかの臓器に発現するタンパク分子を発現する。正の選択を経たT細胞に対して、これらのタンパクのペプチド（＋クラスＩまたはクラスⅡ）を見せて、これに結合したT細胞をアポトーシス（細胞死）に向かわせる。負の選択には樹状細胞も関与するが、髄質上皮細胞との協力関係については必ずしもはっきりしていない。

常な自己分子である例が多い。ということは、がんを攻撃できるT細胞の多くは負の選択によって排除され、一部は制御性T細胞になっているわけである。これが、がん治療に免疫を利用することを難しくしている主要な原因なのである。

c. 末梢でのトレランス

何事もそうだが、胸腺でおこなわれる負の選択も完璧というわけではない。負の選択をすり抜けて末梢へ出てくるT細胞も少数ながらあるわけで、これらのT細胞の働きを防ぐことは、末梢リンパ組織の重要な仕事である。

末梢での自己分子に対する免疫反応の抑制には、2種類の方法がかかわっている。その1つはアナージーである。アナージーというのは、抗原と反応することによってT細胞が応答機能を失うことである。例えば、ヘルパーT細胞が微生物などの抗原に応答する通常の応答では、樹状細胞は抗原（エピトープ）をT細胞に見せるだけでなく、TLR（トール様レセプター、第5章）などで微生物由来の別の分子を認識することによって自ら活性化し、T細胞に副刺激を与える。しかし、抗原が自分の体の分子である場合は副刺激が与えられないので、仮にこれを認識できるT細胞が生き残っていたとしても、樹状細胞はこれらのT細胞を応答に導くことはない。抗原だけを認識したT細胞は、単に応答しないだけではなく、アナージーな状態、すなわち非反応性になる。アナージーに陥ったT細胞は、しばらくすると死滅する。また、アナージーになりかけたヘルパーT細胞の一部は、制御性T細胞に変化するらしい。

2つ目は制御性T細胞による抑制である。制御性T細胞は、実験的にこれを取り除くと臓器特異的な自己免疫疾患がおこるという現象に基づいて発見された細胞である。すなわち、制御性T細胞が自己免疫を抑制していることは自明ともいえる。自己の分子であるがん抗原に対する免疫反応も強力に抑制されているはずである。

d. トレランスは完璧か?

胸腺髄質細胞が発現する他臓器特異的タンパク分子に対しては、キラーT細胞もヘルパー系T細胞も負の選択を受けるのだが、何事も完璧というわけにはいかない。2万2千種の遺伝子の一部は、髄質では発現されないようで、発現されなければ、それらの分子に反応性のT細胞は負の選択を受けない。また、自己分子のエピトープを認識するT細胞が、上皮細胞や樹状細胞の表面に提示されているエピトープと出会うことなく通りすぎるということもあるかもしれない。これらの、胸腺での負の選択がうまくいかなかった自己分子に応答できるT細胞は末梢に移行するわけだから、その処理は末梢リンパ組織でおこなわれるトレランスにゆだねられることになる。

T細胞が自分の体の細胞を攻撃しないように、負の選択と末梢トレランス（制御性T細胞による抑制を含む）という二重の垣根によって体は守られている。しかし、それでもトレランスは完璧ではない。自己免疫反応あるいは自己免疫病は、かなりの頻度でおこる。例えば関節リウマチは、0・5〜1％の人がかかる自己免疫性の病気である。原因ははっきりしないのだが、75％の患者でIgG分子に対する自己抗体が検出される。ということは、これらの人ではIgG分子の特定のエピトープを認識するB細胞のトレランスが破れていることを意味する。しかも、ヘルパーT細胞のトレランスも破れている可能性が高い。この事実は、トレランスの安定性という面からは憂慮すべきことである。しかし一方で、がんに対して免疫を利用できる可能性を示すものであるともいえよう。

e．食物や腸内細菌に対するトレランス

免疫反応がおこったら困るのは、自分の体の分子に対してだけではない。例えば、食物中の分子の多くは免疫の対象になり得るものであり、これらは少量ながら消化管粘膜から体内に侵入する。しかし、ふつうは免疫反応がおこることはなく、食物アレ

ルギーの患者でない限り、気楽に食事をすることができる。これは、食物中の抗原のうち、アレルギーに関連しそうなものに対しては、Ｔ細胞もＢ細胞もトレランスになっているからだと考えてよい。

腸内微生物に関しても、平和的な共存を維持するためには、強力な免疫反応がおこらないことが重要である。これら腸内微生物や食物の抗原の主要なものに対する免疫は、おもにアナージーと制御性Ｔ細胞によってトレランスが維持されている。

4　Ｂ細胞の分化

Ｂ細胞の分化のためには、Ｔ細胞分化における胸腺のような特別な臓器は用意されていない。Ｂ細胞分化の主要なプロセスは、ミエロイド系列および赤血球系列と同じく胎児期には肝臓で、その後は骨髄でおこなわれる。

血液系細胞の系列分岐のプロセスは、図７-１に示した通りである。造血幹細胞からＭＴＢ前駆細胞がつくられ、ＭＴＢからＭＢ前駆細胞を経てＢ前駆細胞になり、これからＢ細胞がつくられる。骨髄では、赤血球、血小板、顆粒球、マクロファージなどもつくられるので、それぞれの細胞への分化をサポートするミクロの環境があるはずである。そのなかでB細胞分化のための環境が、どのように確保されているのかは明らかにされていない。ただ、骨髄や胎児肝臓の中には、B細胞への分化を起動させ、さらに一連の分化過程をサポートする環境が存在することは間違いない。

分化を起動されたB前駆細胞は、強い増殖を伴って分化する。抗体のH鎖とL鎖の遺伝子再構成と細胞表面へのB細胞抗原レセプター（BCRすなわち単量体IgM抗体）の発現があり、抗原特異性の異なるクローンの集団を形成する。この一連のプロセスはT細胞分化におけるTCRβ鎖とTCRα鎖の発現と同様である。すなわち1個のB前駆細胞から100万個ほどのB細胞がつくられる際に、それぞれは構造が異なるBCRを発現するようになる。

ヒトとマウスでは、B細胞分化の主要な過程は骨髄中でおこなわれる。しかし、ほかの多くの動物では骨髄に引き続いて、分化の最終段階は虫垂や腸関連のリンパ器官にもち越されるなど、多様である。T細胞分化が動物種にかかわらず胸腺内でおこるのとは対照的である。

5 B細胞のトレランス

B細胞分化においては、T細胞分化における正の選択に相当するプロセスがあるのか否か明確ではないが、負の選択（トレランス）はある。骨髄中でつくられたばかりの未成熟なB細胞の集団には、自己の分子に反応する細胞も多く含まれている。これらは骨髄内で、さらには脾臓やリンパ節へ移行してからも、自分の体の分子と出会うことで不活化され、排除される。すなわち、自分の体の分子を認識するB細胞は消去され、結果的に外界の抗原だけに反応する細胞の集団が形成される。しかし、T細胞の負の選択をおこなう胸腺髄質のような特別な環境があるのか否かは、明らかではない。

B細胞トレランスの身近な例として、ABO血液型と輸血の関係を紹介しよう。A型の人の血液をB型の人に輸血することはできない。誤って不適合輸血がおこなわれた場合、適切な処置がなされないと死亡事故につながる危険性がある。これは、B型の人がA型赤血球に対する抗体をもっていて、体の中で凝集反応や溶血がおこるからである。逆の組み合わせでも同じである。A型の人はなぜ抗-B抗体をもち、抗-A抗体をもたないのだろうか。その理由は以下のごとくである。

A抗原もB抗原も血液型抗原であると同時に、細菌がもっている抗原なのである。そして腸内には、A型抗原をもつ細菌もB型抗原をもつ細菌も住みついている。ふつうに考えるとすべての人が抗-A抗体も抗-B抗体もつくりそうだが、そうはならない。A型の人は自分の赤血球表面にA型分子をもっていて、これにトレランスになっているので、抗-A抗体をつくることはできないのである。B型の人はその逆で、抗-B抗体をつくることができない。O型の人はA、Bいずれの抗原ももたないので、両方に対して抗体をつくるが、AB型の人はいずれの抗原ももっているのでA、Bともにトレランスになっていて、抗体をつることができないのである。

ついでに言及すると、血液型によって細菌感染の受けやすさにとくに違いはない。すなわち、抗-A抗体や抗-B抗体は、感染防御にはさして重要ではなさそうである。

6 トレランスのレベル

免疫を利用するがん治療のほとんどのケースでは、患者本人のキラーT細胞を利用するのである（第9章）。したがって患者のキラーT細胞が、がん細胞が発現する何らかの分子に対して応答していること、あるいは応答可能であることが前提となる。

「何らかの分子」として、いわゆるがん抗原を想定すれば、その多くは正常な自己のタンパク分子である。すでに述べたように、これらのタンパクのエピトープを認識するT細胞は胸腺内で負の選択を受け、負の選択を逃れて漏れ出た少数のT細胞も末梢でのトレランスによってもっと少数になっているだろう。一方、胸腺髄質で発現されない一部の自己タンパクのエピトープを認識するT細胞は、末梢トレランスだけに頼っているので、少し多めに生き残っているかもしれない。

胸腺と末梢で二重にトレランス誘導されているエピトープと末梢だけでトレランス誘導されているエピトープでは、T細胞トレランスの破れ方に違いがあるのだろうか。証拠があるわけではないが、末梢トレランスだけに頼るエピトープのほうが、トレランスが破れやすいという面があるのではないだろうか。例えば、がん細胞内で突然変異した遺伝子によって形成される新しいエピトープ（第8章）に関しては、これを認識するT細胞が胸腺内トレランスを誘導されることはありそうにない。したがって、末梢トレランスだけに頼っているわけで、これら新しいエピトープに対する免疫応答はおこりやすいと期待できそうである。現に、この突然変異で形成されるエピトープに反応するT細胞は、がん治療への利用が有望視されているのである。

第8章
がん抗原に反応するT細胞の由来を探る

がんに対して、免疫は無効だと言うこともできる。現に、放置していたがんが免疫によって自然に治ったということはほとんどない。しかし一方で、免疫を利用するがんの治療が可能になってきている。免疫反応がおこらないはずの自己分子でできているがん細胞に対して、何ゆえに免疫を利用する治療が可能なのだろうか。

ここには、免疫細胞の認識と応答にかかわる根本の問題が含まれている。第6章4-e「免疫の抑制」で述べたように、がん抗原に対する免疫は、応答したとしても抑制されている。では、自己分子であるがん抗原に反応するT細胞が、そもそもなぜ存在するのだろうか。

がん抗原に反応するT細胞が少数とはいえ存在するとすれば、T細胞の生成過程に秘密が隠されているに違いない。T細胞は、第7章で見てきたように、胸腺でつくられる段階で正負の選択を受け、さらに末梢トレランスを受けるのだが、その選択には一定のあいまいさが含まれているようである。そのあたりを探ってみたいと思う。その準備のために、まずは抗原とはどんなものかを考えてみよう。

1 抗原とは？

T細胞、B細胞が反応する抗原（エピトープ）は100万種類ほどあるが、抗原とはどのようなものか、はっきりと説明したわけではなかった。ここまでの説明では、「抗原とは体の外にある分子、すなわち異物分子で、その構造の小さな部分（エピトープ）をT細胞あるいはB細胞が認識できるもの」ということであった。明確な定義ができなかった理由は、異物とは何か、あるいは異物と自己分子はどう違うのかなどについては、トレランスを含めた免疫細胞生成のメカニズムに関する知識がないと説明しにくいという事情があったからである。

異物とは、外界（免疫応答をするヒトをはじめとする動物の体の外）の分子であることは確かであるが、外界の分子が、すべて抗原と呼べるわけではない。動物であれ、ヒトであれ、自分の体内の分子にたくさんのエピトープ的な構造をもっており、それらのエピトープ構造に反応するT細胞、B細胞は、トレランスの機構によって消失しているか不活化されている。すなわち、体内分子のエピトープと同じ構造しかもたない分子は、免疫細胞が反応できないのであるから抗原とは呼べない。このように、抗原あるいはエピトープとは、分子の構造だけで定義できるものではなく、特定のヒト（個人）や特定の動物のT細胞、B細胞の反応性と関連して決まるものなのである。

図8-1に示すように、異物エピトープ群と体内分子のエピトープ群には共通のものが多い。左側の三日月型の領域に属するものが免疫の対象となる異物エピトープ群で、抗原と呼ばれる分子はここに含まれる構造を少なくとも1つもっている。また、T細胞エピトープはMHC分子との複合体として形成される（第6章）のだから、抗原はHLAタイプごと、すなわち個人ごとに少しずつ異なる。したがって、抗がん免疫も含めて、T細胞が応答する標的には個人差がある。

免疫の対象となるエピトープをもつ分子は、体内のものであっても抗原と呼ぶことができる。例えば、目の水晶体タンパクや睾丸内の一部の分子などは、生涯にわたって免疫細胞と接する機会がない。これら隔絶抗原と呼ばれるものは異物抗原と同じで、そのエピトープに対してはトレランスになっていない。ゆえに、自分の体内の分子でありながら異物抗原と同等のものとされる。一方「がん抗原」と呼ばれる分子の多くは、異物的なエピトープをもたないので抗原とは呼びにくいのであるが、状況によっては免疫反応をおこさせることができる。ここが最も混乱しやすいところで、本章はこのあたりの問題を解き明かすことを目指している。

がん抗原のなかには、ふつうの抗原に近いものもある。例えば、体細胞遺伝子変異がおこると、つくられるタンパクの構造が変化して新規のエピトープができることがある。新規のエピトープといっても免疫細胞を活性化させる副刺激を与えることができなければ、これを認識するT細胞も結局はトレランスになるのだが、少なくとも一時的にはがんが異物に近い状態になるということはある。第9章で詳しく述べるが、現実に、この突然変異タンパクは免疫を利用するがんの治療で重要になりつつある。

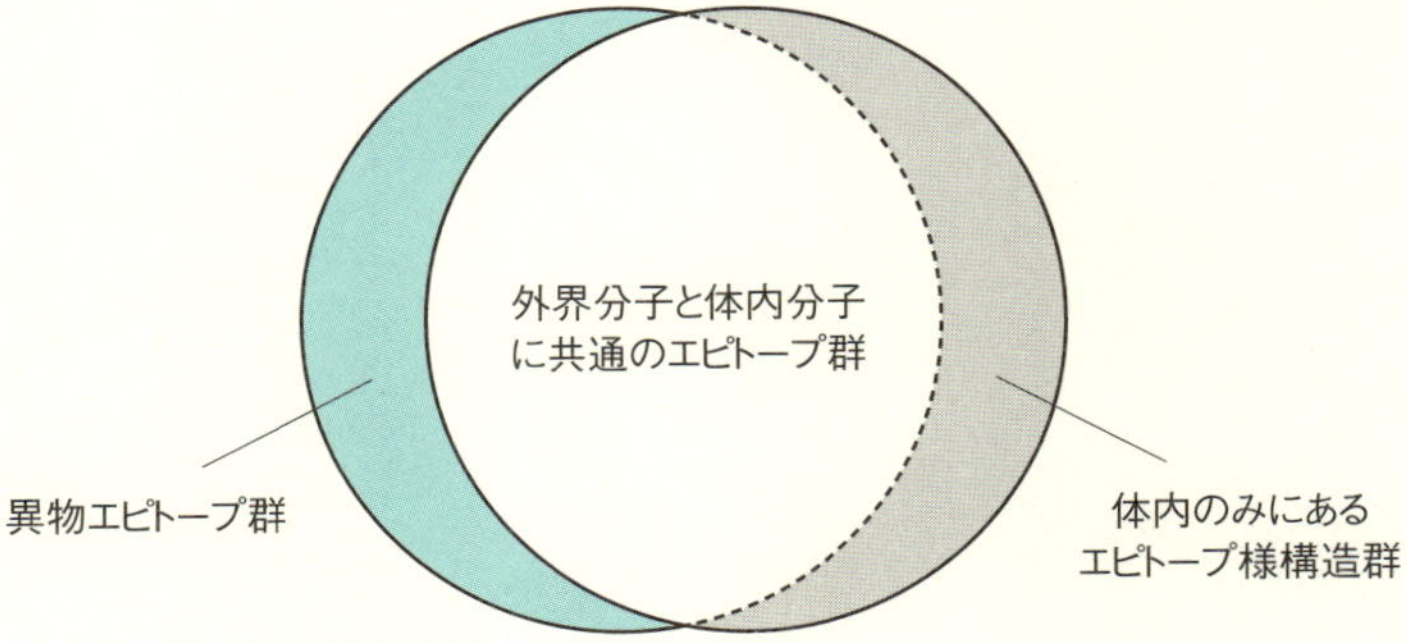

図8-1
免疫原となるエピトープ
仮にすべてのエピトープというべきもの（2つの円の全体）が見わたせたとして、特定のヒトまたは動物にとって免疫原となり得るエピトープ（左側の三日月形）は、そのなかのごく一部である。ある個人にとっての異物抗原エピトープ（100万種類）というのは、この三日月形の領域に含まれるものである。

2 特定のエピトープと反応するT細胞の集団

1つの異物抗原エピトープに反応する細胞について、マウスの例で考えてみる。T細胞が認識するエピトープとB細胞（抗体）が認識するエピトープは別物なのだが、異物であるということには変わりない。以下ではT細胞を例に挙げて検討するが、B細胞でも同様であると考えてよい。また、T細胞には機能の異なる何種類かの細胞があるが、これもさしあたっては無視して話を進める。

話を進める前に1つだけ言及しておくべきことがある。従来は、ある1つのエピトープと反応するT細胞は、特定の1つのTCRをもつ細胞の集団（クローン）であるという考え方で話が進められてきた。これは現代免疫学の創始者ともいうべきF・M・バーネットが、抗体産生細胞についてクローン選択説を提唱したときの考え方に根ざしているものである。免疫を一通り理解することが目的であれば、そのほうがわかりやすい。しかし、がんに対して免疫を役立たせる方法を考えるためには、抗原を認識するT細胞の集団をより詳しく理解する必要がある。すなわち、特定の抗原（エピトープ）と反応するT細胞というのは、親和性の異なるたくさんのクローンの集合体であるという事実を踏まえて考えるのがよい。この点については、以下に順を追って説明する。

a．異物抗原エピトープと反応するT細胞

異物抗原の1つのエピトープを認識するT細胞は何個ほどあるのだろうか。すでにいくつものエピトープについて測定されていて、1匹のマウスあたり20個～3千個というデータがある。ずいぶんと幅があるが、これはエピトープごとに不均等にT細胞が振り分けられている結果というわけではないと思う。エピトープの構造によって、親和性の異なるいろいろなTCRが交差認識しやすいものと、そうでないものがあるのかもしれない。あるいは、測定の方法やマウスがおかれている環境によって結果が異なる可能性もある。したがって、このばらつきについてはこれ以上の詮索はしないが、後述するように、実はヒトの場合も同様のばらつきがある。

1つのエピトープを認識するT細胞の数は、ヘルパー系T細胞でもキラーT細胞でもあまり違いがない。ついでに言えば、B細胞でも似たような数であることが知られている。

ということで、1つのエピトープを認識できるT細胞集団を構成するメンバーの数について平均的な値を想定して、そのT細胞集団の応答を考えることにしよう。話を簡略化するために、1つのエピトープを認識するマウスのT細胞は千個ということにする。先述の20個〜3千個というデータを考慮すると少し多めだが、ここでは正確な値が必要なわけではない。千個にしておけば、ヒトのエピトープ認識T細胞数と比較するときに計算が簡単であるという理由で決めたにすぎない。

特定の抗原で免疫した場合、その抗原を認識するTCRをもつT細胞だけが応答する。このことを理解するために、マウスを用いた1つの実験結果を見てみよう（図8-2）。ただしこれは、この通りの実験が報告されているというのではなく、わかりやすくするために筆者が改変したものである。この実験では、脾臓細胞の中から特定の抗原（エピトープ）を認識するT細胞だけを集めることや、逆にそのようなT細胞を含まない細胞群を得ることがおこなわれているが、最新の技術ではそのようなことは簡単にできる。

図8-2に示すのは、1つの抗原（A）がもつ2つのエピトープ（e1、e2）を認識するT細胞の応答を調べた実験である。グループ1のマウスにはエピトープe1を認識するT細胞を除いた脾臓の細胞（T$\bar{\text{e}1}$）を移植し、グループ2のマウスには

a. エピトープ特異的T細胞を取り除く

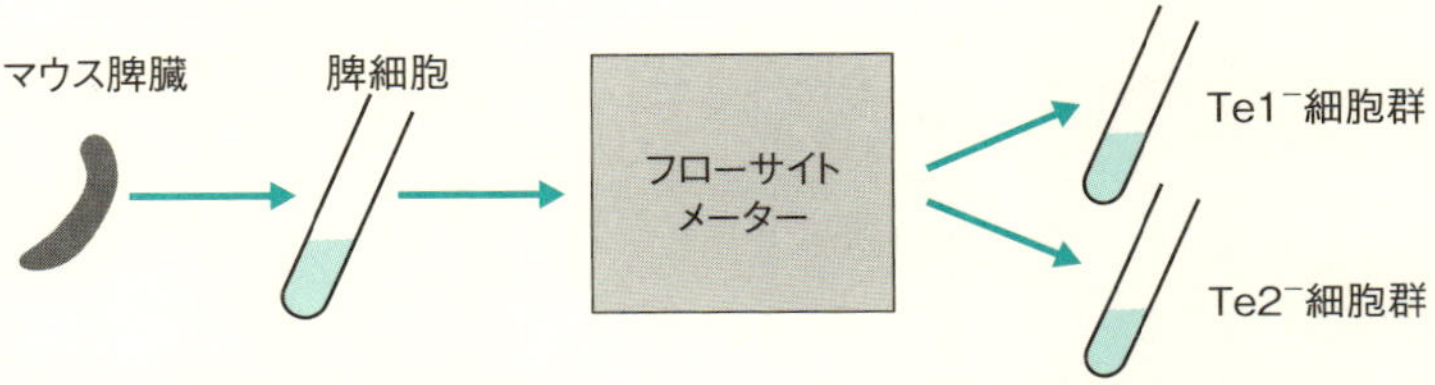

抗原Aは、このマウスのT細胞が認識できる2つのエピトープ（e1、e2）をもっている。脾臓中のT細胞からe1を認識するT細胞（Te1）またはe2を認識するT細胞（Te2）を取り除く（それぞれTe1⁻、Te2⁻）。マウスの脾細胞数は約10^8（1億）個で、Te1またはTe2の数はごく少数（せいぜい1000個）である。

b. エピトープ特異的T細胞を取り除くと反応できない

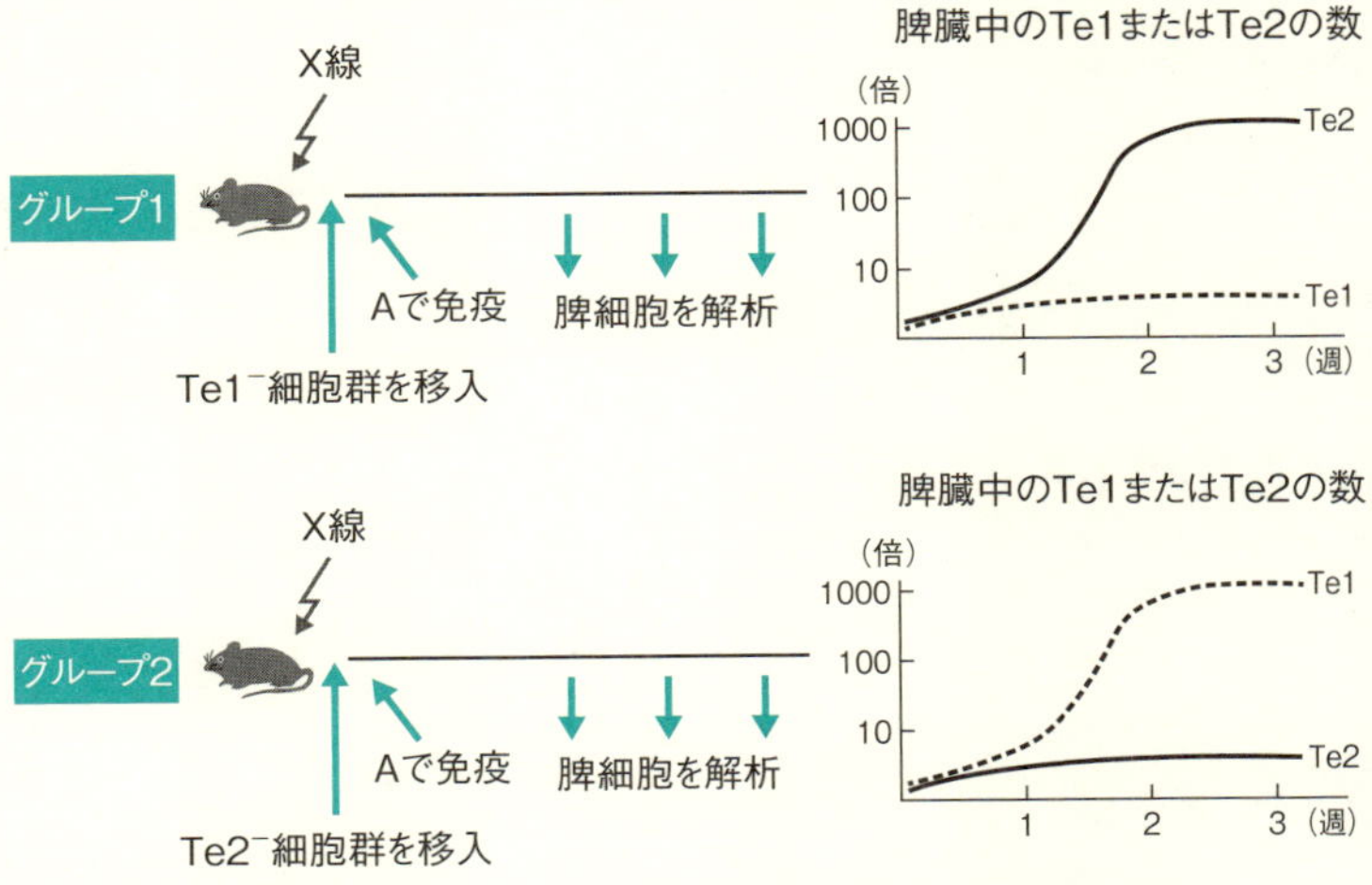

Te1⁻細胞群はe2に応答できるが、e1には応答できない。Te2⁻細胞群はその逆である。

図8-2
特定のエピトープを認識するT細胞が応答する

別のエピトープe2を認識するT細胞を除いた脾臓の細胞（Te2^{-}）を移植する。移植を受けるマウスは、あらかじめ放射線の全身照射で免疫不全にされているので、応答は移植されたT細胞によるものである。

これらのマウスを抗原Aで免疫すると、グループ1のマウスはe2特異的T細胞（Te2）が約千倍に増加するが、e1特異的T細胞（Te1）は増加しない。すなわち、このマウスはe2に応答するが、e1にはまったく応答できない。グループ2のマウスはその逆で、Te1のみが千倍に増殖する。この実験結果は、免疫反応というのは抗原（エピトープ）ごとに担当する細胞が決まっていて、個別に対応していることを明確に示している。

b. 1つのエピトープを認識する多数のクローン

特定のエピトープを認識する細胞は、マウスでは千個ということにした（前項）。しかし、この千個は1つのクローンではない。つまり、この千個が同じTCRをもっているわけではないのだ。では、クローンとは何なのだろうか。

第7章で説明したように、胸腺内でT細胞がつくられるとき、同じ構造のTCRを発現する細胞はたぶん1個しかつくられない。その細胞が正負の選択を経て成熟し、脾臓やリンパ節へいって機能できるようになるまでに、少しだけ増殖するらしい。その一群の細胞がクローンである。ただ、1つのクローンに属するT細胞の数がはっきりわかっているわけでない。10個ほど、あるいはもっと少ないという意見もあるが、その数がとくに重要ということはないので、ここでは10個ということで話を進める。

クローンの構成員が10個だと、特定のエピトープを認識する千個のT細胞は100クローンで構成されることになる（図8-3）。それぞれのクローンに属するT細胞のTCRとエピトープとの親和性はクローンごとに異なるのだが、親和性の高いものと低いものでは100〜千倍の違いがあるとみてよい。

c. 応答する細胞

マウスの例で話を続けよう。1つのエピトープを認識するT細胞が千個あったとしたら、抗原で免疫されたときには、これらすべてが応答できるというのが従来の考え方であった。しかし、実際はそうではないようである。詳しくは後述するが、ヒトでも、いろいろな抗原について1つのエピトープを認識するT細胞が計測されている。そして、たいへん意外なことに、特定の1つの異物抗原（タンパク）のエピトープを認識するT細胞と、特定の1つの自己分子（タンパク）のエピトープを認識するT細胞の数は、ほとんど同じだということがわかってきたのである。

このように、自己分子を認識するT細胞はたくさんあるのだが、自己免疫が常時おこっているわけではない。つまり、自己分子のエピトープを認識するT細胞は、そのエピトープに対して必ずしも応答するわけではないのである。ならば、ここが重要なところなのだが、異物分子のエピトープを認識するT細胞の大多数も応答には関与しないと見なすべきであろう。

図8-3には、ある1つの異物エピトープを認識するT細胞が、親和性の高いクローンから順に並べられている。ここではキラーT細胞を想定しているのだが、ヘルパーT細胞にも同じく適用できる。しかし、制御性T細胞についてはよくわからない。制御性T細胞は自己抗原を認識するものが多いという事情もあって、別に考えた方がよいだろう。

では、この細胞集団の中で、上から数えてどこまでのT細胞クローンが抗原刺激に対して応答するのであろうか。それは、エピトープごとに、あるいは免疫の方法によっても違うだろう。ここでは細かいことは無視して、ふつうに異物抗原による刺激が与えられたときに応答するのは、このボックス中の親和性が上位の10%、すなわち上から10クローンの計100個ほどだと考えることにする。

ただし、残りの９００個は、役立たずの細胞というわけではない。１００万種類もあるエピトープには類似の構造をもつものが多種類あり、１つのＴＣＲは複数のエピトープを認識する。すなわち、11位以下の９００個のＴ細胞は、構造が似ているほかの複数のエピトープをも認識し、そのなかのぴったりと合うエピトープに対しては強く応答するＴ細胞なのである。

応答のようすをもう少し詳しく考えてみよう。抗原で免疫されたとき、図８-３の上からどこまでが応答するかは、免疫の方法、とくに応答を強化するための刺激剤（アジュバント）の種類によって異なるだろう。ふつうの免疫法では上から10クローンほどが応答するとしたが、弱い免疫法では３～５クローン

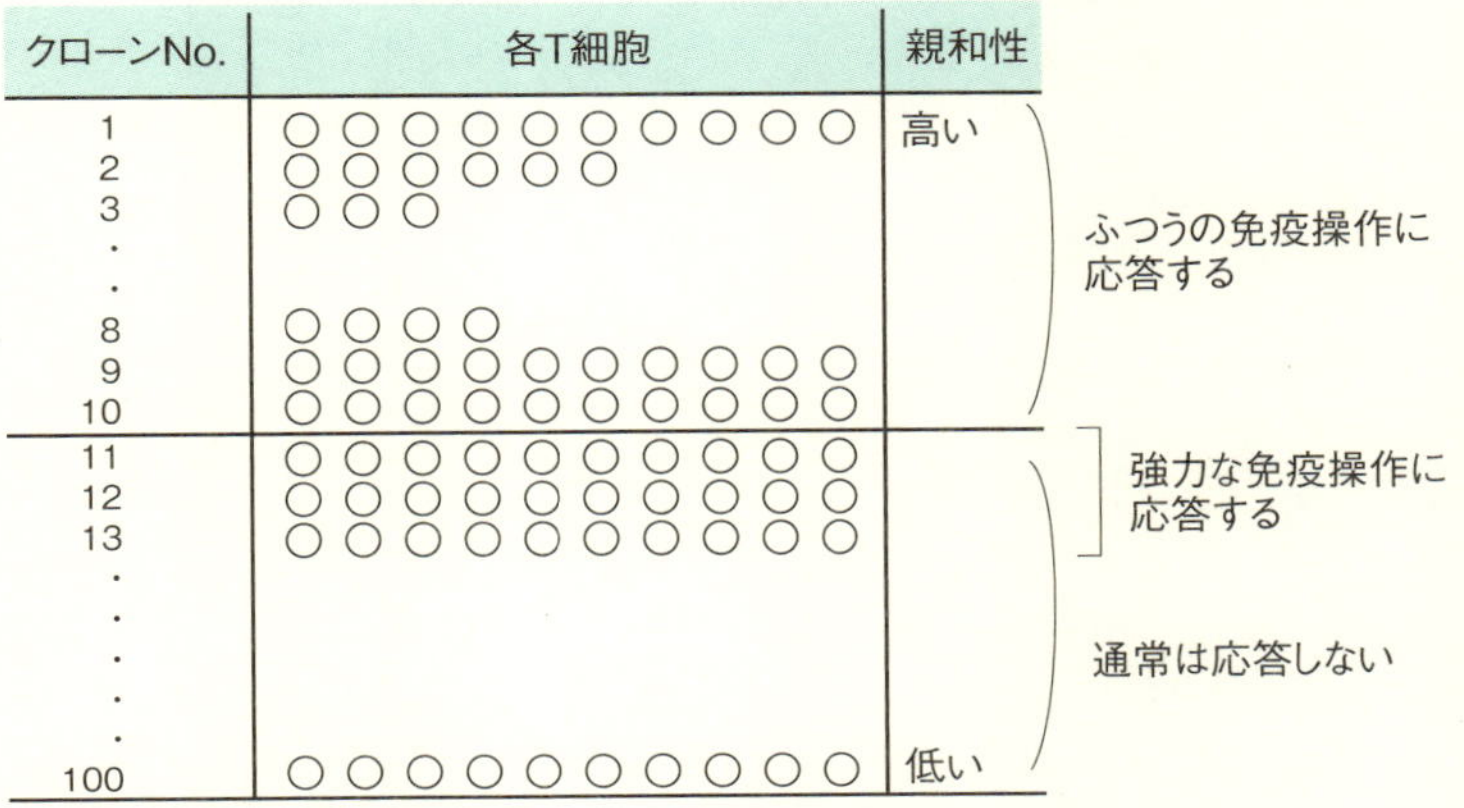

図8-3
親和性によるT細胞の階層化
マウスの例を示す。ある1つのエピトープを認識するT細胞1000個は、100クローンで構成される。図中には、各クローンをエピトープとの親和性の高い順に並べている。

しか応答しないかもしれない。一方、強力に免疫すれば第11クローン以下の数クローンも応答するかもしれない。

第11クローン以下は、おもにほかのエピトープに強く応答するT細胞であるとすれば、免疫操作段階では予期しなかった結果がもたらされるかもしれない。1つには、ある病原微生物のワクチンを打つことで、まったく別の病原微生物に対する免疫効果が得られる可能性である。現にそのような例が知られている。あと1つは、第11番クローン以下の一部が自己エピトープに強く反応する可能性があることである。例えば、結核菌体を含むフロイント完全アジュバントと呼ばれる強力なアジュバントをマウスに投与すると、自己免疫が多発することがある。

3 トレランスを考える

トレランスというのは、自己の分子に反応しないことである。トレランスを、1つのエピトープを認識できるT細胞について検討してみよう（図8-4）。

通常レベルの免疫操作に対して応答できるのは上位10%なのだから、トレランスで消失するか不活化されるのも上位10%なのではなかろうか。もし上位20%までがトレランスになるのであれば、このエピトープに対するトレランスは完璧だろうが、それはあり得ない。10%の線をどこまでも超えてトレランスが誘導されるようであれば、ほかの抗原に対する免疫応答に支障が生じることになる。

図8-4に示したように、トレランスもまた細胞の反応だから、10%の線で正確に区分けされるわけではない。10%よりも上位に位置する細胞の一部は、胸腺での負の選択をかいくぐって生き残っているかもしれない。そうであれば、末梢に移行して末梢トレランスによって消失するまでの期間に強い抗原刺激が加わると、自己免疫病やがんに対する免疫が誘導されることは十分にあり得る。

ただし、自己の分子に対する応答は、必ず

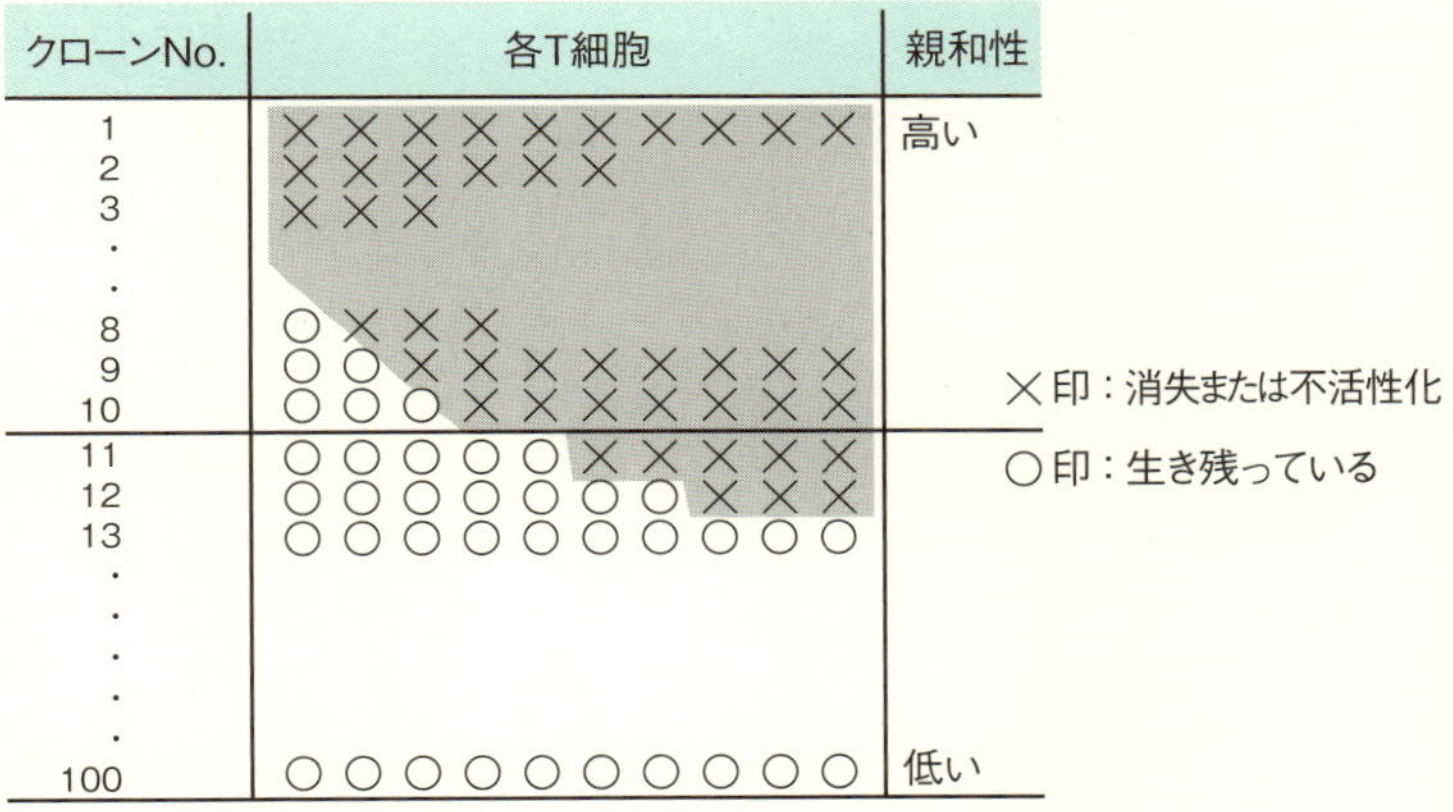

図8-4
トレランス（負の選択）のイメージ
ある1つの自己タンパクのエピトープを認識できるT細胞がトレランスになるようす。トレランスになるクローンは第10番目までと、はっきりと区分けされ得るわけではない。図中の網掛けされたあたりで区切られると考えるのが現実的である。

しも自己免疫やがん免疫と直結しているわけではない。自己分子を認識する制御性T細胞は十分な数が生き残っているはずなので、健常な体内では免疫機能の実行は強力に抑制されると見るべきである。自己免疫やがんに対する免疫が顕在化するのは、免疫細胞を刺激するサイトカインが局所でつくられるなど、何らかの状況が加わったときのことと考えるべきである。

4 ヒトのT細胞について

ヒトでは、いろいろな自己タンパクやがん抗原のエピトープを認識するT細胞が計測されている。測定されたT細胞の数はエピトープごとに大きく異なるのだが、がん抗原を含む自己抗原を認識するT細胞が消失しているということはまったくなく、ウイルスなど異物抗原のエピトープを認識するT細胞の数と同程度（数万〜数100万個）である。しかし、異物抗原エピトープに対するT細胞とがん抗原、あるいは自己分子のエピトープに対するT細胞で、全数では差が見られないといっても、そのなかで応答できる細胞の数が同じであるはずはないだろう。図8-3に示したマウスの場合と同じように親和性によって階層化すれば、応答と非応答、さらにはそのボーダーラインも見えてくる。

エピトープあたりのヒトT細胞の数は、数万〜数100万個であるので、その平均値を、やや強引に100万個ということにしよう。マウスでは1つのエピトープを認識するT細胞の数を千個として、応答とトレランスを考察した。ヒトでは細胞数がその千倍ということなので、計算は簡単である。ヒトT細胞の応答、トレランス、あるいはがん抗原への反応を考察するために、同じような図を改めてつくる必要はないだろう。

マウスT細胞に関する図8-3と図8-4を見ながら、千倍の数値を当てはめつつ考えよう。1つのクローンに属するT細胞の数は、マウスでもヒトでも同じと見て10個とすれば、1つのエピトープを認識できる100万個のT細胞は10万クローンに分けられる。親和性が上位の10%というのは上から1万クローンのところであり、このあたりに応答（図8-3）またはトレランス（図8-4）の線を引けばよいことになる。説明もマウスの場合と同じになるので繰り返すことは避けるが、トレランスを一時的に逃れたT細胞が、がん抗原に対して応答する可能性は、容易に想像できると思う。

5 突然変異で生じたエピトープ

がん細胞には、遺伝子変異によって構造が変わったタンパクがいくつもある。例えば、がんの原因となる遺伝子は変異している例が多い。よく知られているのは、がん抑制遺伝子p53（図4-1参照）の例である。また、がん化から始まって長年にわたる増殖を繰り返すうちに、がん細胞内には、がんの原因とは無関係ないろいろな遺伝子に変異が蓄積される傾向がある。変異した遺伝子がつくるタンパクは、新しいエピトープを形成していることがある。

すべてのがんで突然変異による新しいエピトープができて、そのエピトープに対する強い免疫応答がおこるのであれば、がんのほとんどは免疫によって治癒するという結果になってもおかしくない。しかし、現実にはすべてのがんで変異が多発するわけではない。例えば、肺がんやメラノーマでは変異が頻発するが、白血病では変異はほとんど見られない。また、変異がおこっても通常は異物に相当する抗原性（免疫原性）を形成するまでには至らない。仮にエピトープとなり得る構造ができたとしても、免疫原性が弱いとか、がん細胞が十分に強く発現していないとか、あるいはそのエピトープに反応性のT細胞のなかの高親和性のものがトレランスになってしまうなど、応答がおこりにくい原因はいくらでもある。

一方、どのようなエピトープに対しても、これを認識できるT細胞は存在する。すなわち、新しいエピトープができたら、これを認識できるT細胞が存在しないということはない。これは免疫細胞生成の基本原理といってよいだろう。新しいエピトープを認識するT細胞は胸腺での負の選択（第7章）を受けることはなく、それゆえに末梢リンパ組織に存在しているわけだから、適切な副刺激が与えられる状況でがん細胞とうまく遭遇すれば、応答がおこる可能性がある。しかし一方で、応答を引きおこすだけの刺激性を伴ってT細胞に提示されるのでないかぎり、末梢トレランスによって徐々に不活化されてしまうだろう。

新しいエピトープを認識するT細胞が末梢トレランスになったとしても、応答のチャンスが完全に失われるわけではない。例えば、患者がある程度若く、胸腺の完全委縮に至っていない場合は、このエピトープを認識できるキラーT細胞は胸腺から継続的に供給されていると考えてよい。新しいT細胞の供給と末梢でのトレランスの時間差で、応答できる少数の高親和性T細胞が常に存在するという状況もあり得る。がん細胞が応答を刺激するようなサイトカインを産生するなど、副刺激が与えられる状況がもたらされたら、いつかは応答がおこると考えられる。胸腺での負の選択を受けていないT細胞が存在するはずの、突然変異エピトープに期待が寄せられるゆえんである。

第 9 章

T細胞を利用するがんの治療

がんの治療に免疫を利用するいろいろな試みについては第4章で一通り見わたしたのだが、最も注目すべきT細胞を利用する治療については説明を先送りしてきた。その理由は、ほとんどが自己分子だけでできているがん細胞に対して免疫反応がおこるということ自体が、理解しにくいからであった。しかし読者は、第5章〜第8章の説明で、免疫応答のメカニズムとがん抗原を認識するT細胞が存在し得ることが理解できたと思う。T細胞を利用するがんの治療について、少し踏み込んで考えよう。

1　T細胞の標的となるがんの抗原

治療にT細胞を利用するには、がん細胞がT細胞の標的となり得る何らかの分子を発現している必要がある（がん抗原については図4-1参照）。標的となる分子は、次のようにいくつかに分類できる。

①いわゆる「がん抗原」と呼ばれる分子。がん細胞が多めに発現している分子のことであるが、そのほとんどは自己の分子（タンパク）そのものである。

②ネオ抗原その1。がん遺伝子のなかにはがん抗原となるものがある。すなわち、一部のがん遺伝子は突然変異によって新しいエピトープを獲得する。そのようながん

遺伝子の変異はドライバー（遺伝子）変異とも呼ばれる。

③ネオ抗原その2。がん細胞のなかには、がんの原因とは関係なく突然変異によって構造が変化したタンパク分子（ネオ抗原）をもつものがあり、これはパッセンジャー（遺伝子）変異と呼ばれる。このネオ抗原は患者ごとに異なるものなので、いわゆるがん抗原とは異なるが、免疫による治療の標的として重視されている。

④原因ウイルス抗原。ウイルスが原因となるがんでは、ウイルスの抗原が治療の標的となり得る。

⑤分化抗原。B細胞由来のがん（白血病、リンパ腫）の治療で標的とされるCD19やCD20は、B細胞の正常な分化抗原であり、本来はがん抗原というべきものではない。しかし、これを標的とするモノクローナル抗体が治療に利用されている。

単純に考えると、①に対しては免疫応答がおこらず、②と③に対しては応答がおこると言えそうである。しかし、②と③のように突然変異で新しいエピトープができたとしても、変異は体の中でおこったことであり、これらのエピトープを認識するT細胞もやはりトレランスになっている（第7章、第8章）。では、①②③の抗原に対しては免疫応答がおこらないのかといえば、そういうわけではない。これら3種類の抗原のいずれもが、免疫治療の標的になり得る。すなわち免疫応答はおこるのである。

ただし、いずれの抗原に対しても外来抗原に対するような強力な反応がおこるわけではない。一方、④のウイルス抗原は明らかに異物なので、これに対する免疫反応はおこりやすい。現に、ウイルスを標的とするがんの予防や治療は進められている。すなわち、がんの治療としては重要な領域なのだが、これは明らかに異物抗原に対する免疫反応なので、ここでの議論には加えない。⑤のＣＤ19、ＣＤ20などの分化抗原に対しては、患者の免疫反応がおこることは期待されていない。これらの抗原に対するモノクローナル抗体が治療に用いられるが、モノクローナル抗体は通常はマウスの抗体産生細胞の抗体遺伝子をヒト型に改変してつくられるものである。

免疫を利用するがん治療では、弱い免疫反応をどのように利用するかということが最も大きな課題である。がん患者では、がん細胞がもっている何らかの分子に対して一種の自己免疫応答がおこっているのだが、これにうまく手を加えて治療に生かそうということである。

自己抗原に応答できるＴ細胞の数は少なく、さらに応答した細胞も、反応の実行は制御性Ｔ細胞その他の抑制機構によって強力に抑え込まれている。したがって、免疫抑制を取り払うか、または軽減させる必要があるのだが、抑制を取り払うことで表出してくる自己免疫反応に適切に対処する必要がある。一方、突然変異でできたネオ抗原（エピトープ）に対するT細胞の場合は健常な体細胞を攻撃することがないので、自己免疫病にならないという利点がある。

2 体外で増やしたキラーT細胞を用いる

a．腫瘍浸潤リンパ球（TIL）を用いる治療

がんの治療にキラーT細胞が役立つことは、この道のパイオニアというべきS・ローゼンバーグら（アメリカ国立がんセンター）がこの30年間にわたっておこなってきた治療を見ればわかる。彼らは、メラノーマ（悪性黒色腫）患者のがん組織の中に浸潤しているリンパ球（TILと呼ばれる）に含まれているキラーT細胞を体外で増殖させて、もとの患者に戻すことで治療を試みてきた。この治療法が始められた1980年代には治療効果は必ずしも高くなく、T細胞の利用ががん治療に革命をもたらすという印象を与えるものではなかったように思う。しかしその後、TIL細胞の培養法や患者への前処置について改良が重ねられて、近年では20～40％もの患者に完治に近い効果があるというレベルにまで達している。

このローゼンバーグらの一連の仕事によって、一部の患者の体内ではがん細胞がも

つ何らかの分子に対するT細胞の応答がおこっていること、また、これをうまく利用することでがんを駆逐できることが明確に示された。一方でこの治療法を詳しく見ると、T細胞を利用する治療が簡単ではないことや、治療に伴う自己免疫疾患の発症など、免疫を利用する治療に共通する課題も見えてくる。

TILを利用する治療は、以下のようにおこなわれている。メラノーマ患者の転移巣からTILを取り出し、その中のキラーT細胞を含む細胞群（CD8^{+}T細胞）を取り出す。このCD8^{+}T細胞にサイトカインを加えて培養し、増殖させて患者の体に戻す（図9-1）。治療に使うT細胞は数が多いほうが攻撃力として有利なはずだが、体外で長期間培養することによるT細胞の機能低下を避けるために、培養期間は少し短めにして患者に戻される。患者にはあらかじめ抗がん剤の投与をおこない、一部の患者ではさらに放射線の全身照射がおこなわれている。これらの前処置はがん細胞を殺すには不十分なのだが、体内の制御性T細胞など抑制にかかわる細胞を減少させる効果がある。

また、この処置によって移入する培養キラーT細胞が患者体内に住みつきやすくなり、増殖も容易になる。患者にはサイトカインを注射して、輸注したT細胞の増殖をサポートする。結果的に輸注したT細胞が強く増殖し、患者血液中のリンパ球の数の

10％を超える例もある。

図9-2-aに示すように、抗がん剤投与だけの前処置でTIL投与を受けた患者グループでは、約20％が数年にわたって生存している。一方、抗がん剤投与と放射線の全身照射を受けたあとにTIL投与を受けたグループでは、40％もの患者が数年にわたって生存している。この患者たちにがんの再発があるかどうかは今後の経過を見なければわからないが、原発巣だけでなく内臓の転移巣も消えて、完治に近いとみなせる状態となっている。この治療を受けているのは、手術や放射線治療では効果がないと見なされた患者であることを考慮すると、20％あるいは40％もの患者が完治に近いという結果はまさに驚異的である。

b. TIL治療から見えてくるもの

TILによるメラノーマ治療の成功によって、少な

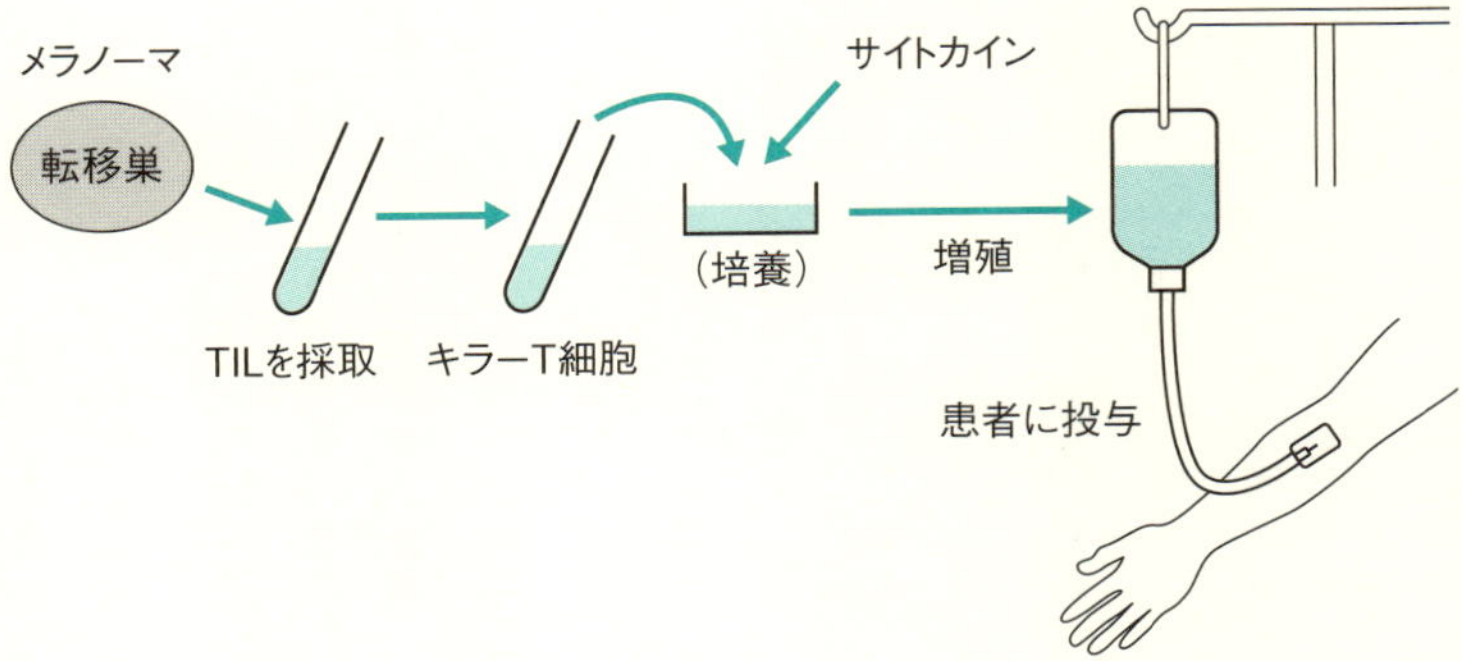

図9-1
ローゼンバーグらが用いている細胞
TIL（がん組織に浸潤しているリンパ球）を培養系で増幅して患者に戻す。

くとも一部の患者の体内ではがん細胞を殺すキラーT細胞がつくられ、しかもそれらは、がん組織の中に侵入していることが示された。しかしながら、これらの患者に何の処置も加えなければ、がんが治ることはなく、がんはさらに進行していたはずである。すなわち、人為的な増幅処置が施されなければキラーT細胞は抗がん効果を発揮できなかったということも、がんに対する免疫反応を考える際の重要なポイントである。

20~40%が「完治」という高成績の理由として、メラノーマあるいは肉腫は、上皮性のがんよりはキラーT細胞の作用を受けやすいということもあるらしい。メラノーマ以外のがんでもTIL中にキラーT細胞があり、これを増殖させて治療に用いる試みが始められているが、効果はメラノーマの場合よりかなり低い。とはいえ、この場合も長期生存例は確かに見られる。

メラノーマは色素細胞のがんであり、治療に用いられたTIL中には、がん細胞だけでなく健常な色素細胞を攻撃するT細胞が含まれている。一部の患者では、TIL治療によって皮膚の白斑や眼球のメラニン保有細胞の傷害など、自己免疫病的な症状が出る。しかしメラノーマの治療に伴う自己免疫的傷害は、ほかのがんに対するT細胞を用いる治療の場合よりも軽微なようである。その理由として、とくにメラノーマ

a. 延命効果

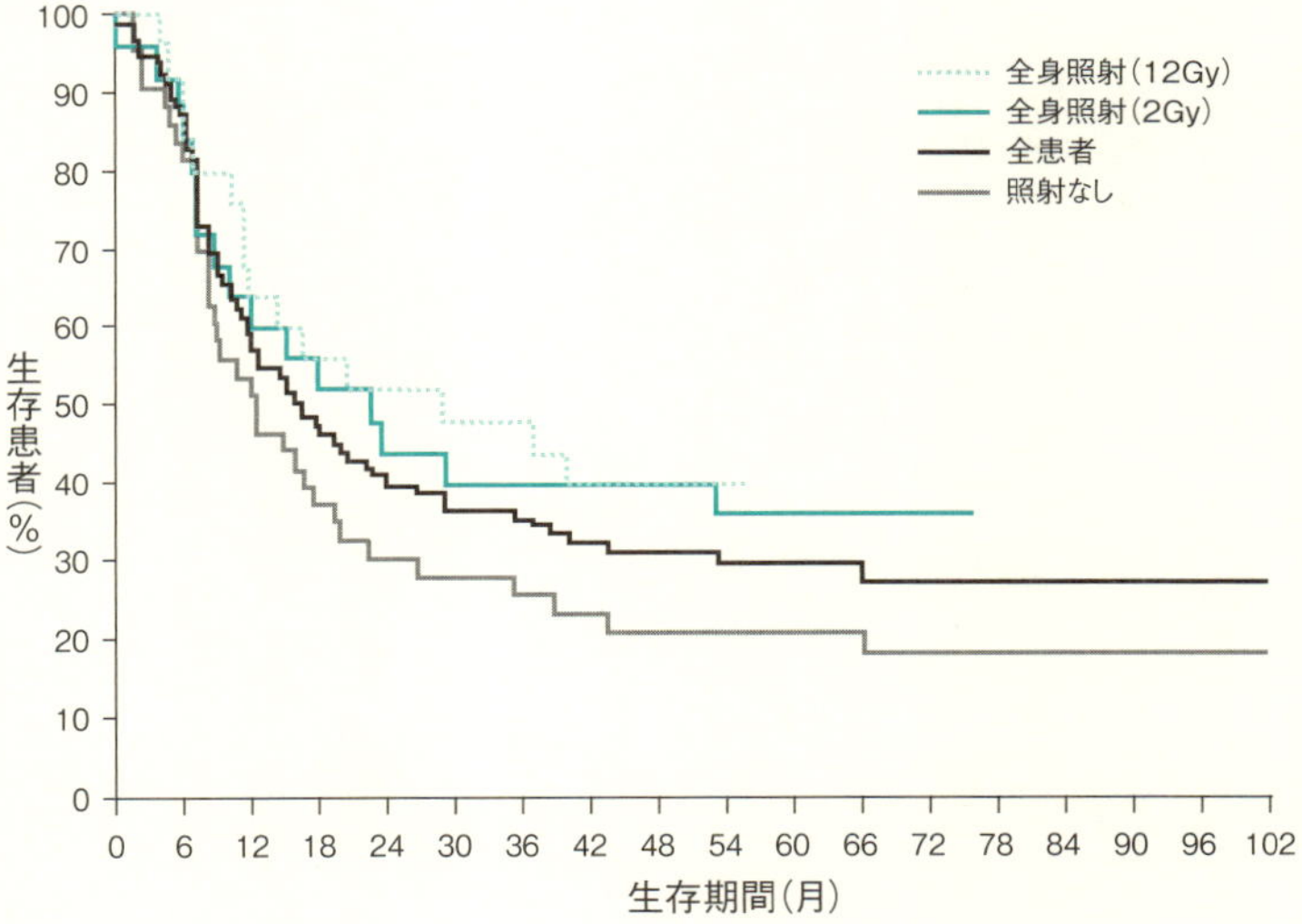

b. メラノーマの消失

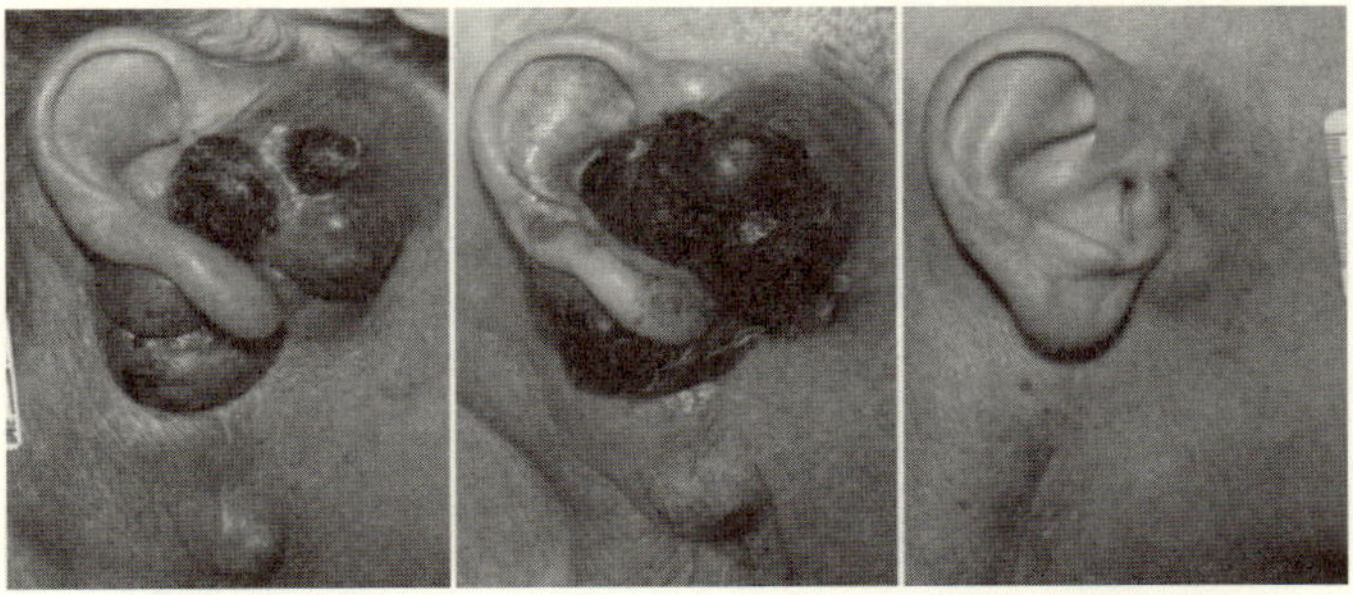

治療前　9日目　76日目

TILによるメラノーマの治療例。TIL投与初期には炎症で幹部が大きくなるが、76日目には、ほとんど消失している。なお、図には示していないが、肝臓などにある転移巣も消失している。

図9-2
TIL治療の効果（S・A・ローゼンバーグらの原図および写真）

では、TIL中のキラーT細胞の一部は突然変異で生じた新しいエピトープに向けられているからだといわれている。

ただし、ローゼンバーグの方式を、そのまま世界中のがん患者の治療に利用するのは困難が伴う。TILの増幅が簡単でないということもあるが、それ以上に、放射線の全身照射を含む患者への前処置は、患者の肉体的苦痛や経済的な負担が大きすぎる。一方、TILを用いる治療によってキラーT細胞が有効であることがはっきりしたこともあって、より簡便にキラーT細胞を利用するいくつかの方法が検討されてきた。それらについては、本章の項目3以下で紹介する。

c．TILの効果に個人差

TIL治療をもう少し検討してみよう。完治に近い効果が見られなかった患者、すなわち80％（放射線照射を受けていないグループ）または60％（放射線照射グループ）の患者の約3分の2では、効果がほとんどなかった。残る3分の1はある程度の効きめはあったのだが、がんが消えるとか何年間も生き延びるということはなかった。この人達には、なぜ顕著な効果が出なかったのだろうか。理由として以下の3点が考えられる。①TIL中のキラーT細胞はがんに対する反応性に乏しかった。②培養の過程でキラーT細胞の機能が低下した。③増殖させたキラーT細胞自体は有効なものだったが、これを投与された患者体内の免疫抑制機能が強力で、キラーT細胞の機能が発揮されなかった。

②であれば、T細胞の増幅法の改良によって結果が改善される余地がある。③の場合は、患者体内の抑制機能を軽減する方法を工夫することで改善されるかもしれない。しかし①の場合は、患者自身の免疫機能を使う治療は無理である。他人のT細胞を使うなど、ほかの方法を検討する必要があるだろう。

3 培養TIL以外のT細胞を用いる

a. がん抗原特異的キラーT細胞

TILによる治療というのは、がん組織中のCD8^{+}T細胞を培養系で増殖させて患者に戻すという方式である。すなわち、特定のがん抗原を標的と定めて治療をおこなっているわけではない。メラニン保有細胞に傷害が出る患者の例があるので、TIL中にメラニン保有細胞が発現するタンパク分子に特異的なT細胞が含まれていることは確かだろう。

一方で、いわゆるがん抗原（図4-1参照）に特異的なT細胞を用いる治療も試みられている。これらの試みでは、ローゼンバーグらのように患者に大量の放射線を照射する前処置をおこなってはいない。そのことが原因かどうかはわからないが、治療効果は少し低いようである。

とくに顕著な効果が示された例を紹介する。シアトルのグループが、WT1抗原に特異的なキラーT細胞による治療をおこなった例である。骨髄移植の延長線上におこなった治療なのでデータの解釈がやや難しい面があるのだが、治療効果は明確である。血液中のキラーT細胞を、樹状細胞、抗原（WT1タンパクのペプチド）、IL-21を含むサイトカインとともに培養することで強力に増殖させて使用している。HLAタイプをうまく選んで、1つのサンプルを4人の患者の治療に使用して、全員が完治に近いという結果が得られている。サイトカインで増殖させたT細胞を用いる有望な治療法となるかもしれない。

b. ヘルパーT細胞

TIL中のT細胞にしても、前述の血液中のWT1特異的T細胞にしても、がん治療に成功しているのはCD8+キラーT細胞を利用する治療であった。ところが近年、

ＣＤ４$^{+}$ヘルパーＴ細胞を利用してがんの治療に成功した例が報告されるようになった。

　これもローゼンバーググループによるものなのだが、ＴＩＬ中に含まれるＣＤ４$^{+}$Ｔ細胞を体外で増殖させて患者に戻すことで、胆管がんの治療に成功した例が報告されている。しかし、ヘルパーＴ細胞がどのようなメカニズムでがんを排除するのかは、詳しく検討されているわけではない。抗がん効果はおそらく、体内にあるキラーＴ細胞、ＮＫ細胞あるいはマクロファージとの協力によるものと考えられる。

4 ふつうのT細胞を利用する

　がん抗原に反応するＴ細胞を大量に増幅できればよいのだが、サイトカインを加えて体外で無理に増殖させると、Ｔ細胞は機能低下をきたして役立たなくなる場合が多い。そこで、がん抗原特異的なキラーＴ細胞を増殖させるのではなく、ふつうのＴ細胞をうまく利用する方法が試みられている。「ふつうの」Ｔ細胞というのは少し変な言い方だが、これは抗原で免疫したわけでも増殖させたわけでもない体の中にふつうに存在しているＴ細胞、したがって機能的には正常なＴ細胞のことである。ふつうの

T細胞は、当然ながら多種多様な抗原に対してそれぞれ特異性を示すT細胞の集合体なのだが、このふつうのT細胞をがんに立ち向かわせようというのである。

a．二重特異性（bs）抗体

bs抗体というのは、2種類の抗原に結合できるように人工的につくられた抗体である。片方はがん抗原に向けられた抗体で、他方はT細胞の抗原レセプター（TCR）からのシグナルを細胞内へ伝える分子（CD3分子群の1つ）に向けられた抗体でできている（図9-3-a）。bs抗体を患者に投与することで、ふつうのT細胞をがん細胞に密着させて攻撃させようというのである。

第4章の図4-4に出しているブリナツモマブは、抗-CD19抗体と抗-CD3抗体それぞれの抗原結合部位の遺伝子を組み合わせた遺伝子につくらせたbs抗体である。急性Bリンパ球性白血病に対する治療薬として用いられている。

bs性抗体の対象となるがん抗原は、抗体が認識できる細胞表面のタンパク分子であり、キラーT細胞の認識対象、すなわちHLAクラスI分子の溝に挟まれたペプチドではない。細胞表面タンパクはがん抗原としては少数派であり、治療対象となるがんの種類は限られているのが残念なところである。一方で、抗原認識手段としては抗

a. 二重特異性(bs)抗体

片方はがん抗原に結合し、他方はTCRからのシグナルを伝える分子(CD3)に結合する。

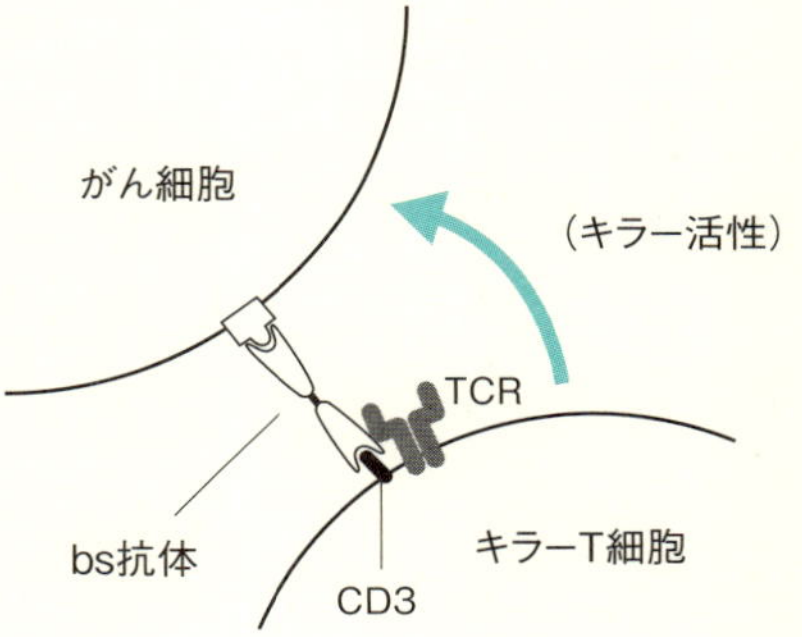

b. TCR遺伝子またはCAR遺伝子の導入

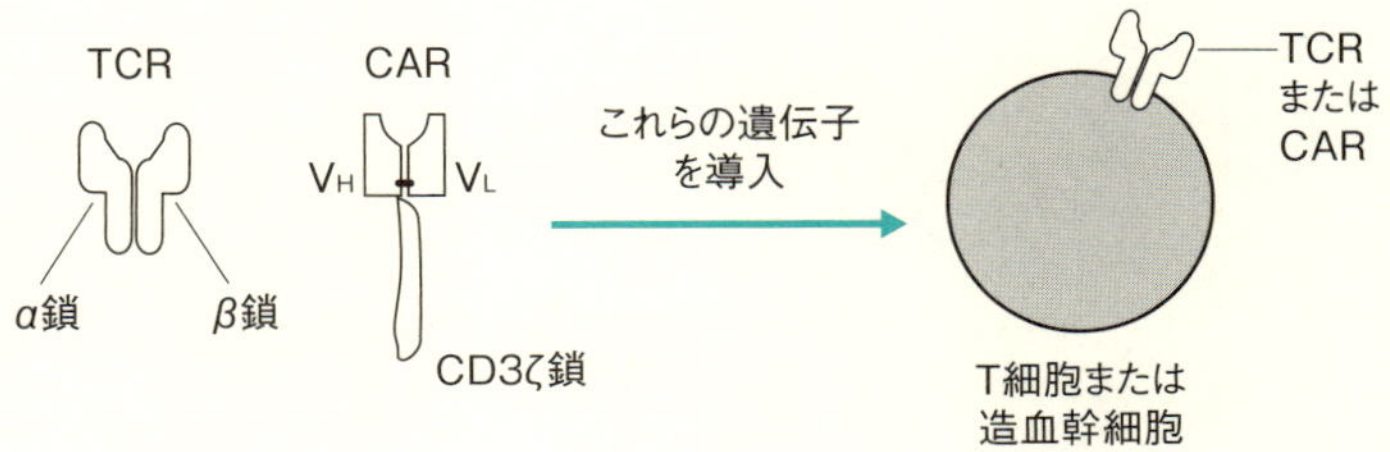

図9-3
ふつうのT細胞をがんに向かわせる手段

体を用いるのだからHLAタイプの違いによる抗原認識の制限はなく、1つの抗体を多くの患者に利用できるという利点がある。図4-4に出しているカツマキソマブもbs抗体（抗-EpCAMと抗-CD3）である。

b. TCR

キラーT細胞を利用する方法は、患者本人の治療には問題なく使えるが、ほかの患者に使うとなるとHLAの壁や安全性の問題があって簡単ではない。そこで、効果の高いキラーT細胞のTCR遺伝子を利用する方法が試みられている。この場合もHLAの壁は有るのだが、細胞を用いる場合よりは壁が少しばかり低い。

MART-1、NY-ESO-1、WT1などのがん抗原（図4-1参照）に特異的なT細胞からTCRα鎖遺伝子とTCRβ鎖遺伝子を取り出して、このTCRが認識できるエピトープをつくり出すHLAタイプのがん患者のふつうのT細胞に導入して体に戻す（図9-3-b中には、遺伝子ではなくTCRタンパクを示している）。

TCR遺伝子を利用する方式も、自己免疫の危険性があるという点ではT細胞を用いる場合と変わらない。いや、むしろ危険性は少し高いかもしれない。ふつうのT細胞は、もともと何らかの抗原を認識するTCRをつくるためのTCRα鎖、TCRβ

鎖遺伝子を発現しており、そこに新たにTCRα鎖遺伝子とTCRβ鎖遺伝子を入れることになるので、組み合わせが変わったキメラTCRができる可能性がある。その場合、患者のHLAクラスIと反応するTCRができる可能性は否定できず、これが自己免疫病の原因となることもあり得る。

c．CAR

CAR（キメラ抗原レセプター）というのは、抗体遺伝子とTCR遺伝子を組み合わせて人工的につくられたレセプターである。細胞の外側で抗原を認識する部位が抗体由来で、細胞膜の内側でシグナルを伝える部位はTCRのシグナル伝達分子CD3を構成する分子の1つであるζ鎖を利用してつくられている（図9-3-b）。CAR遺伝子を患者の「ふつう」のT細胞に導入し、がん攻撃に向かわせようというのである。導入を受けるT細胞はキラーT細胞に限る必要はなく、ヘルパーT細胞が加わってもよい。

実際には、CD19、CD20、HER2などに対する抗体の遺伝子をもとにつくったCARによる治療が試みられている。とくにCD19のCARは急性Bリンパ球性白血病の治療に用いられ、非常に高い効果が示されている。B細胞系のがんでは、単に抗

－ＣＤ19や抗－ＣＤ20モノクローナル抗体を注射するだけでもかなり高い治療効果があるので、これらのケースの治療成績だけですべてのがんに対するＣＡＲの効果を評価することはできない。しかし、ＣＡＲの利用が有望な方法であることは示されたといえる。

ＣＡＲも、ｂｓ抗体の場合と同じく、抗原認識においてはＨＬＡタイプによる制限がないという利点がある。一方で、がんの多くは治療に有効なＢ細胞エピトープをもたないという点で、モノクローナル抗体やｂｓ抗体の場合と同様に、ＣＡＲが利用できるがんの種類が限られている。また、抗体と抗原の反応は親和性が高すぎて、Ｔ細胞表面で働かせるのには危険な面もある。実際にＣＡＲ導入Ｔ細胞を移植した例では、過剰にサイトカインが放出されるなどの副作用が強く現れ、なお改善の必要があるようだ。

5　Ｔ細胞を抑制から解放する抗体を用いる

モノクローナル抗体を利用するがんの治療は、がん細胞表面に発現する抗原に対する抗体を用いてがんを攻撃するというのが従来の方式であった。抗－ＣＤ20や抗－Ｈ

ER‐2抗体など（図4‐4参照）は、その成功例である。
ここに登場する抗体も細胞表面のタンパク分子に対するものである点では同じなのだが、がん細胞ではなく、これを攻撃するためのキラーT細胞の表面分子に対する抗体なのである。活性化したキラーT細胞は、負のシグナルを受ける分子CTLA‐4やアポトーシスシグナルを受ける分子PD‐1を細胞表面に発現している。これらは、免疫反応に伴って活性化されるT細胞の過剰な反応を抑制するために不可欠な細胞表面分子である。

通常の免疫反応では、マクロファージや樹状細胞がこれらの分子に結合する相手方の分子（リガンド）を発現していて、活性化されたT細胞の過剰な反応を抑制している。ところが、がん細胞のなかには、これらのリガンドを発現することによってT細胞の攻撃をかわして生き延びているものが多い。そこで、これらの分子に対する抗体（チェックポイント阻害抗体と呼ばれる）で抑制をブロックしようというのである（図9‐4）。投与された抗体がキラーT細胞表面のこれらの分子に結合することで、リガンドが結合できなくなり、T細胞は抑制を受けることなく、がん細胞に立ち向かうことができるようになる。

チェックポイント阻害抗体の臨床応用は、TIL利用の場合と同じく、最初はメラノーマ患者を対象におこなわれた。その治療効果は、TIL利用による効果とよく似ている。すなわち、一部の患者では、がんの原発巣が消失し、さらに転移巣も消えて何年も生き続けているなど完治に近い効果が見られる。

抗－CTLA－4抗体は2011年にアメリカで、2015年にはわが国で、メラノーマの治療薬として承認されている。抗－PD－1抗体はわが国で、やはりメラノーマの治療薬として、そして最近では、非小細胞肺がんで承認されている。これらのモノクローナル抗体の利用は、実質的には抗原特異的なT細胞を利用することであり、がん治療にT細胞を利用することが公に認められたと考えてよいだろう。すなわち、がん細胞表面の分子に特異的なモノクローナル抗体（抗－CD20や抗－HER2など、図4－4）とは意味合いが違って、がん治療へのT細胞利用のさきがけとなるものである。

チェックポイント阻害抗体は、腎がん、前立腺がん、非小細胞肺がんなどにも応用され、メラノーマの場合ほどではないが、それなりの延命効果があるとされている。対象となるがんは、今後さらに広がっていくかもしれない。

また、制御性T細胞の働きを抑制することでも、キラーT細胞の機能を開放してがんに立ち向かわせることができる。例えば、抗－CTLA－4抗体には制御性T細胞に対する抑制作用もあり、その結果キラーT細胞を抑制から開放するという面もある。もっとはっきりと制御性T細胞に特化して狙う方法としては、ＣＣＲ４（ケモカインレセプターの１つ）に対する抗体の利用がある。この抗体の投与によってがん局所の制御性T細胞が減少し、その結果としてがん組織内でのキラーT細胞の活力が高められ、良好な治療効果がもたらされる。

チェックポイント阻害抗体はいずれも免疫反応の抑制を阻害するものなので、一部の患者（10～30％）にはある程度の自己免疫的な症状が現れる。副作用は避けがたいものであり、がんに効くということとどこで折り合いをつけるかが重要な問題である。

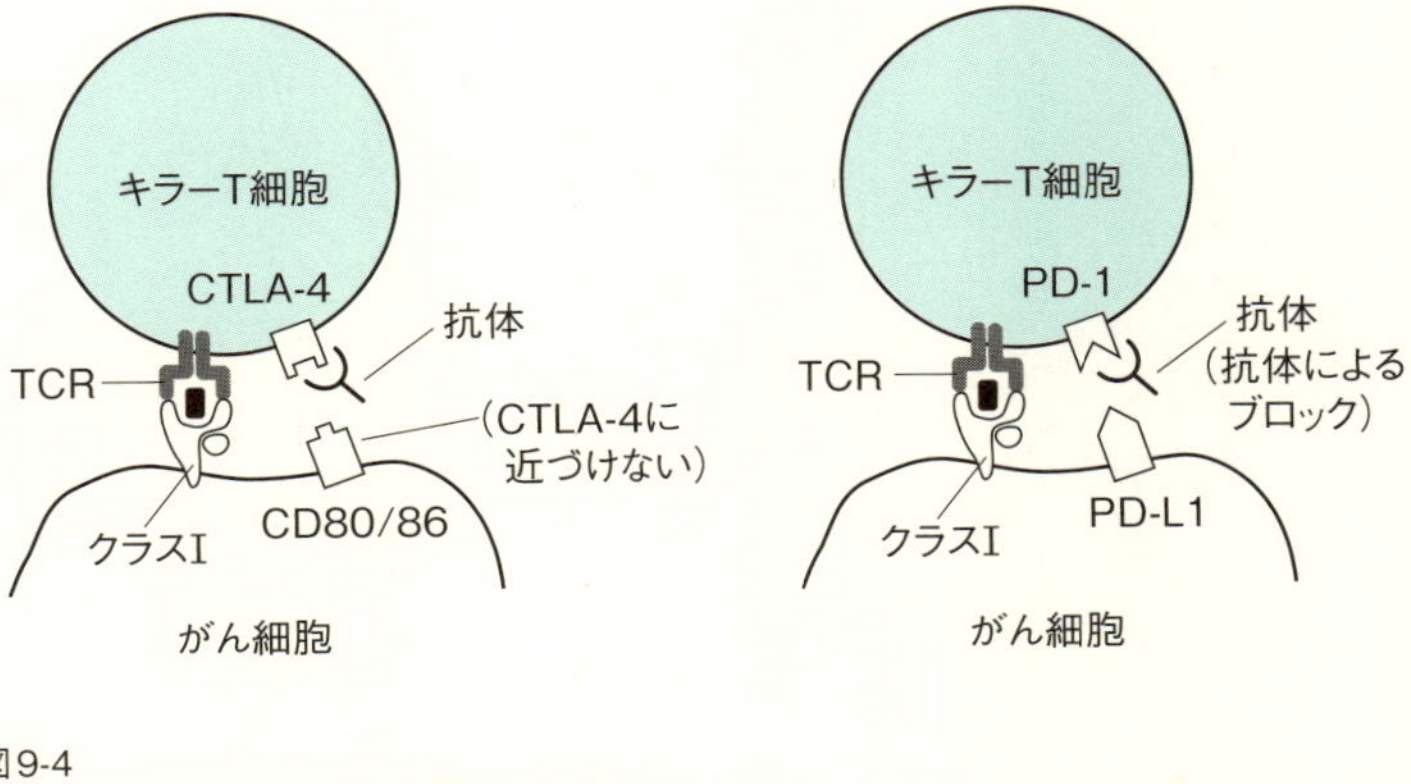

図9-4
チェックポイント阻害抗体の作用
がん細胞の多くはCD80/CD86（CTLA-4と結合する分子）やPD-L1（PD-1と結合する分子）を発現し、キラーT細胞の作用を阻止している。抗-CTLA-4または抗-PD-1抗体の投与によって、キラーT細胞は抑制から解放されてがん細胞を攻撃できるようになる。

6 新しくできたエピトープを認識するT細胞

突然変異によって新しいエピトープが形成されることがある（ネオ抗原または新生抗原）。本章の冒頭でも述べたように、ネオ抗原のなかでもパッセンジャー遺伝子変異によるネオ抗原が治療の標的として重要である。突然変異によってつくられたエピトープであれば、正常な自分の分子のエピトープとは異なるわけで、これに反応するキラーT細胞が強力に働いても自己免疫病にならないという利点がある。新しいエピトープというのは、患者ごとにDNAのヌクレオチド配列を調べて同定されなければ存在さえ認知できないという難点があったのだが、近年の遺伝子解析技術の進歩によって短時間で同定できるようになった。

実は、TILに含まれている突然変異エピトープに対するT細胞を体外で増幅して治療にあてる試みがおこなわれている。突然変異エピトープに特異的なT細胞を利用した治療では、自己免疫がおこった形跡がないとされ、将来的には、免疫を利用するがん治療の中核の一端を担うものと期待されている。

第10章 課題と展望

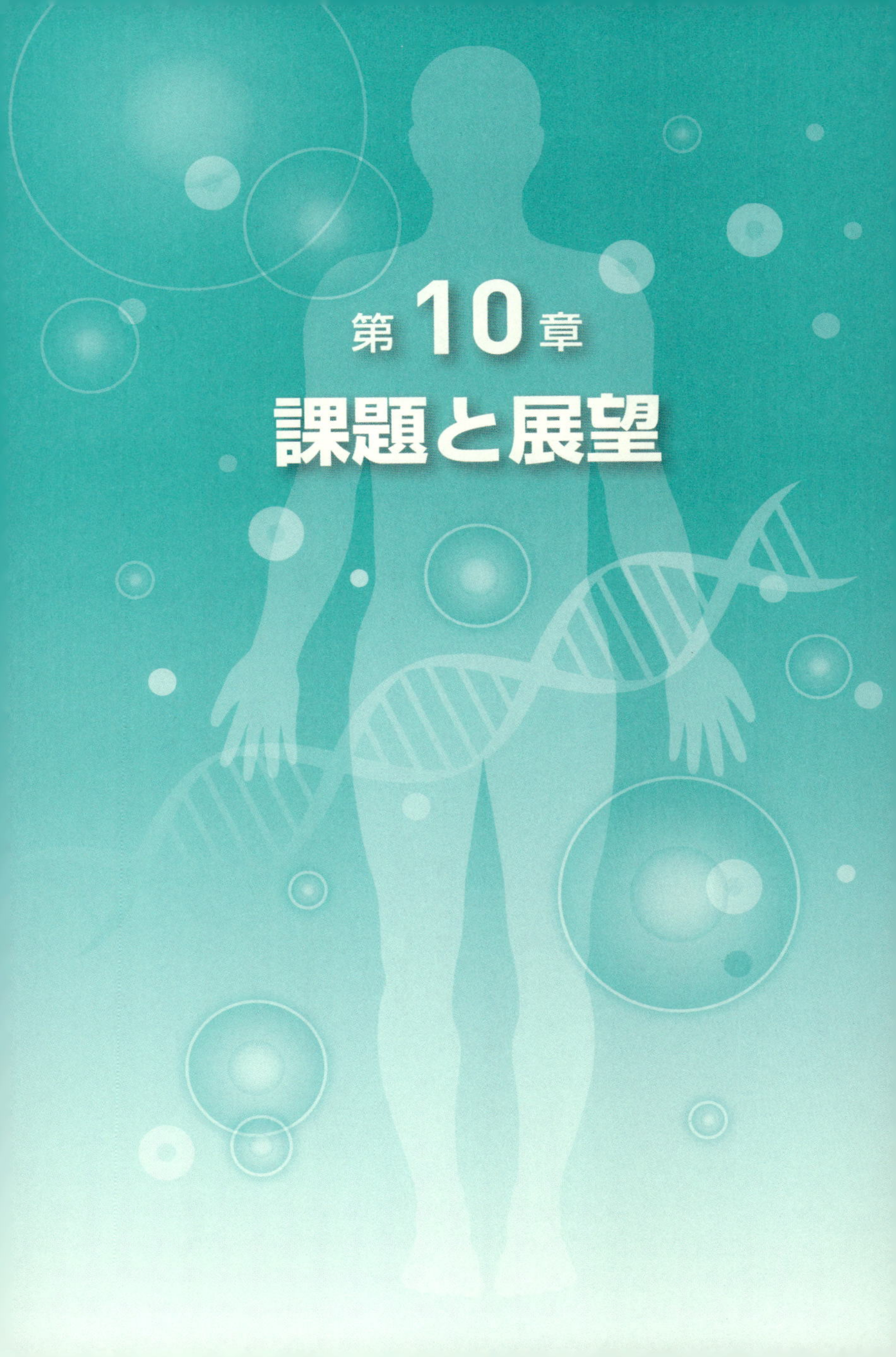

第9章で見てきたように、免疫を利用すれば末期に近いがん患者の一部に完治に近い効果がもたらされる。チェックポイント阻害抗体が治療薬として認められたことによって、免疫あるいはT細胞を利用する治療法はもっと幅広く活用されるようになると期待できる。

しかし、改善されるべき課題も多い。効果の見られない患者に効果をもたらす補助手段はあるのか、効果がある患者で自己免疫的な副作用を軽減させる方法があるのか、さらには高すぎる治療費を下げるにはどうすればよいかなどである。いずれも、ここに解決策を示せるほど簡単なことではないのだが、少しばかり検討を加えてみたい。

1 治る患者と治らない患者

T細胞を利用する治療では、一部の患者で完治に近い効果があるとはいえ、ほとんど効かなかった患者や中程度の効果だった例も多く、患者間で効果の差が大きい。効果の程度は3グループに分けることができそうである。TILによる治療の場合もチェックポイント阻害抗体による場合も治療効果は似ているので、ここでは治療法を区別することなくグループ分けする（図10－1）。ほとんど効かないグループaと完治に近いグループcのほかに、中程度の効果が見られるグループbもある。

ただし、このグループ分けは治療の結果を見ておこなったものである。治療効果の有無は、治療開始前に把握されていることが望ましい。事前に効果を推測する研究はすでに始められている。一部のがんに限った話だが、チェックポイント阻害抗体の効果が見られる患者では、治療の前からがん抗原に対する免疫応答がおこっていることが示されている。すなわち、グループcの患者をあらかじめ選り分けることが可能になりつつある。このような予測が確実にできるようになれば、高価なチェックポイント阻害抗体を用いる治療は、効果が見込まれそうな患者を選んでおこなうことができる。

グループaとグループbの患者を見分ける努力も必要である。治療法の改良が進めば、グループbの人達にはグループcなみの効果がもたらされるかもしれない。

グループa	グループb	グループc
効果なし	生存延長 （半年〜2年）	長期生存

図10-1

免疫による治療効果のグループ分け

T細胞による治療で長期間延命できる患者は一部（グループc）である。グループa、bの患者を、治療前に見分けることが望ましい。

ではグループaの患者には、いったいどのような治療を施せばよいのだろうか。このグループの患者は、がん細胞を攻撃するのに有効なキラーT細胞がほとんど存在しない人と、体内の免疫抑制が強すぎてキラーT細胞が働けない人に分けられるだろう。後者のケースであれば、免疫の抑制を取り除く処置をもっと強力におこなうことで治療効果が上がるかもしれない。

ただし、抑制を強力に除去すれば重篤な自己免疫病になる可能性があり、危険である。将来的に、がん抗原特異的な制御性T細胞だけを取り除くなど高度の抑制解除法が開発されれば、副作用は改善されるに違いない。一方、がん抗原に対する免疫応答がほとんどない患者では、他人のT細胞の利用なども検討する必要があるだろう。

2 有効なT細胞を大量に増殖させる

チェックポイント阻害抗体を用いる治療法は、お金がかかりすぎる（月額200万~300万円）ことが問題である。一方、TIL治療はまだ実用化されていないので費用は不明であるが、チェックポイント阻害抗体より安くなるとは考えにくい。

チェックポイント阻害抗体は、多くの患者に適用されるようになれば、ある程度は安くなるかもしれない。しかしこれは、企業努力を待つしかないだろう。一方、培養キラーT細胞を利用する治療に関しては、技術の改良によっては価格が下がる余地はある。もしT細胞をもっと簡単に増殖させることが可能になれば、1つのサンプルをHLAタイプの合う多数の患者に利用でき、コスト低下につながるであろう。大量増幅を可能にする方法として、iPS細胞を経由する方法が提案されている。これは、わが国の2つの研究グループから2013年初頭に発表された。この方式では増殖はおもにiPS細胞の段階でおこなわれるので、培養によってT細胞機能が低下する心配がないという利点がある。

特定のがん抗原を認識するキラーT細胞からiPS細胞をつくることは、問題なく可能である。T細胞からつくられたiPS細胞（T-iPS）では、TCR遺伝子はすでに再構成（217ページ付録図B）されているので、T-iPSを経由して再生させるという手続きを踏んでもTCRの構造は変わらない。すなわち、再生されたすべてのT細胞はがん抗原を認識できる構造のTCRを発現する。ということで、がん治療に有効そうなT細胞を、iPS細胞を介して大量増幅することが可能になった。

しかし、iPS細胞を経由するT細胞増幅の技術はまだ開発されたばかりで、治療に使われたことはなく、効果を評価することはできない。期待としては、先ずはサイトカインで増殖させたＴＩＬやチェックポイント阻害抗体による治療と同レベルの効果が得られることであろう。

がん抗原特異的Ｔ細胞からつくられるＴ-ｉＰＳ細胞には、無限に増幅できることのほかに、いくつかの夢が託されている。すなわち、ｉＰＳ細胞の段階で遺伝子操作をおこなうことによって、体内の健常なＴ細胞よりもさらに効果的なＴ細胞をつくり出せる可能性がある。例えば、制御性Ｔ細胞からの抑制を受けないＴ細胞とか、必要なときにはアポトーシスで自殺させられるような細胞をつくることも可能であろう。そのような機能をもつＴ細胞を自由につくり出せるようになれば、がんの治療はさらに前進することになる。

3 ワクチンの再登場

チェックポイント阻害抗体は、手術も放射線治療も役立たない転移性のがんに対して、一部の患者に限られるとはいえ明らかな治療効果がある。しかしながら、一ケ月の費用が２００万～３００万円というのはあまりにも高価で、庶民に支払える金額ではない。健康保険の適用によって当面の少数の患者に適用することはできるが、対象患者が増加すれば保険制度自体が破綻することになりかねない。いや、保険制度だけでなく国家財政も危機に瀕するかも知れない。免疫を利用する治療の価格は、現行の10分の1以下になることが望ましい。

免疫による治療を安価におこなうことができるのは、ワクチンしかないように思う。がんワクチンをどこまでレベルアップできるかが課題である。従来のワクチン療法は、そのほとんどが一部の患者に数ヶ月の延命をもたらすという程度であった。しかし近年では、抗原やアジュバントに関する研究開発が進んで、一部の患者では長期生存が認められるようになってきた。すなわち、TILやチェックポイント阻害抗体と肩を並べ得る日が近づいているように思える。ワクチンの効果を高めるために役立っている技術は、おもに以下のa．b．c．にかかわるものであろう。

a．アジュバント

昔はがん抗原の存在さえ知られていなかったのだが、BCGや溶連菌の菌体あるいはその成分をがん患者に投与する治療が試みられていた。いまで言うアジュバント療法である。がんの種類によっては、アジュバントだけでも一定の効果が見られている。がん抗原の存在が知られるようになって、がん抗原とアジュバントを組み合わせて与えることで治療効果を上げる試みが続けられている。

アジュバントというのは、わかりやすく言えば、第5章で述べたように樹状細胞が発現するトール様レセプター（TLR）などのパターン認識分子に結合して樹状細胞を刺激する物質である。10種類あるTLRのそれぞれは、微生物由来リポタンパク、リポ多糖、ペプチドグリカン、RNA、DNAなどと結合する。その結果、樹状細胞は活性化し、その樹状細胞がT細胞を活性化に向かわせる。

これら微生物由来の物質（アジュバント）をがん抗原（おもにそのペプチド）と組み合わせて投与することによってがんに対する免疫を高めようというわけである。工夫すべきことは、どのがん抗原とどのアジュバントをどのように組み合わせるかである。結核菌など強力なアジュバント作用があるものは、従来は人間に使うことは許されなかったのだが、近年ではがんワクチンに関しては何でも使えるようになった。もっと大胆なアジュバント利用法を検討できるチャンスであろう。

b. 抑制の解除

免疫応答というのは抑制と連動している。すなわち抑制は免疫機能にとって必要な要素なのだが、がん抗原に対する応答では抑制を制限することが不可欠である。アジュバントの使用も抑制の解除にかかわっている面があるのだが、もっと積極的に抑制を解除することで応答あるいは反応を高める方法もある。例えばシクロフォスフォアミドは抗がん剤の1つであるが、投与量とタイミングをうまくコントロールすれば抑制を解除して強力な応答を引き出すことができる。CTLA-4、PD-1、CCR4などに対するモノクローナル抗体の補助的な投与も効果があるだろう。これらの抗体を主要な治療薬として用いれば非常に高価なのだが、ワクチンと組み合わせた1ショットの投与では容認できる費用の範囲に収まるのではないだろうか。

c. エピトープを選ぶ

図10-1に示したグループaまたはグループbの患者は、がん抗原の主要なエピトープを認識できるT細胞が深くトレランスになっていて、免疫応答が弱いと考えられる。そのようなケースでは、アジュバントの工夫や抑制の解除だけでは治療効果を改善できないかもしれない。同じ抗原の別のエピトープ（ペプチド）や別のがん抗原のペプチドを選んで免疫するということで、応答を引き出す努力が必要であろう。近年では、HLA分子とうまく適合するペプチドを選び出すコンピューターソフトの開発が進んで、良いペプチドが得られるようになってきた。これはワクチンの進化の原

動力になっている。

4 ワクチンへの期待

ペプチドを用いるがんワクチンは、従来はほとんど効果のないものと考えられていた。しかし、前項に記したいくつかの試みによって、ＴＩＬやチェックポイント阻害抗体に準ずる効果が見られるようになって来ている。

ＴＩＬというのはがん組織に浸潤しているＴ細胞の集団で、その集団を抗原で選別することなくそのまま増殖させて用いるのだから、その中にはがん細胞が発現するいろいろな抗原に対するＴ細胞が含まれている。チェックポイント阻害抗体によって活性化されるＴ細胞も、ＴＩＬの場合と同じものと考えてよいだろう。すなわち、多様な抗原に反応するＴ細胞が活性化されるはずである。ところがワクチンに関しては、多様な抗原を用いるという方式はなぜか主流にならなかった。１種類のペプチドを用いること、言い換えれば特定のタンパクの特定のエピトープに特異的なＴ細胞を誘導する方式では、強い免疫反応は期待しがたい面がある。

２種類の抗原を用いるワクチンは、以前からおこなわれている。すなわち、キラー

T細胞を誘導する1つのペプチドとヘルパーT細胞を誘導する1つのペプチドを組み合わせて投与する方式である。これは、キラーT細胞を狙った単独のペプチドよりは効果が高いとされてきた。一歩進んで、キラーT細胞とヘルパーT細胞それぞれに対して複数種類の抗原で免疫する試みは、これからようやく日の目を見ることになるだろう。

ワクチンも、TILの利用やチェックポイント阻害抗体の投与と同じく免疫機能を利用するわけだから、抗原の投与方法を工夫して免疫の力を最高限度に引き出すことができれば、同じレベルの効果が得られるはずである。そのカギを握っているのが、多種類の抗原を用いる方式ではないかと筆者は考えている。最高レベルのワクチンが開発されれば、多くのがん患者が適正な価格で免疫による治療を受けることが可能になるであろう。ワクチンの進化に期待しつつ筆を置く。

a．抗体をつくる遺伝子

図Aに、ヒトの抗体H鎖遺伝子とその再構成を簡略化して示した。44個のV遺伝子（正しくは遺伝子セグメントという）、27個のDセグメント、6個のJセグメントがある。V、D、Jセグメントから1個ずつが選ばれてつなぎ合わされることによって、抗体H鎖の抗原認識にかかわる部分の遺伝子が形成される。定常部（C）遺伝子は、各クラスまたはサブクラスの抗体用に1個ずつ用意されていて、抗体産生細胞の分化に伴って順次利用される。

V、D、J各セグメントのメンバーは構造が少しずつ異なるので、どの組み合わせでもほかとは異なる遺伝子が生み出される。この3つのセグメントの組み合わせだけでも非常に多数の遺伝子ができるが、再構成はL鎖遺伝子でもおこる（これは図には示していない）ので、組み合わせによる多様性はさらに大きくなる。実際には再構成における各切断点でのつながり方が不正確におこり、ヌクレオチドが追加されたり欠落したりするので、つくり出される多様性は事実上無限大となる。さらにIgG抗体産生細胞では、可変部領域（C以外の領域）に変異が多発して親和性を高める過程（親和性成熟）もある。

可変部領域の再構成は、B細胞がつくられる少し前のB前駆細胞内でおこり、再構成した抗体遺伝子がつくる膜型抗体（IgM単量体）を細胞表面に発現するとB細胞になる。前駆細胞からB細胞になるまでに強い増殖があり、それぞれの前駆細胞から100万種類もの抗原特異性の異なるB細胞がつくられることは、T細胞の場合と同じである。

なお、抗体遺伝子再構成のメカニズムは動物種によって違いがあるのだが、おもしろいことにヒトとマウスでは非常によく似ている。

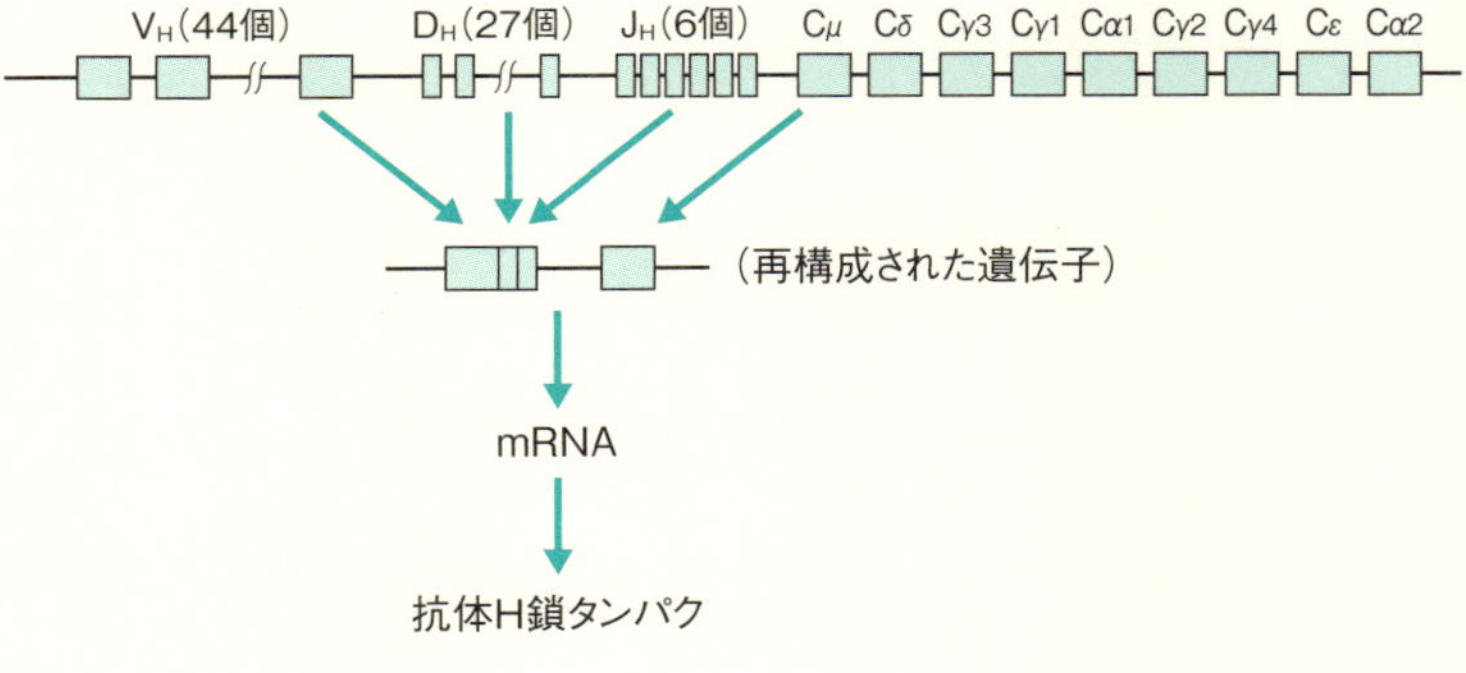

図A
ヒト抗体（免疫グロブリン）H鎖遺伝子とその再構成のようす

b．TCRをつくる遺伝子

T細胞の抗原認識レセプター（TCR）の遺伝子が多様性を生み出すメカニズムは、抗体遺伝子の場合と実質的に同じなので、やや簡略な説明にとどめる。図Bに示すのはTCRβ鎖遺伝子で、V、D、Jセグメントから1つずつ選ばれ、つなぎ合わされる。つなぎ目があいまいなことも、抗体遺伝子の場合と同じである。TCRα鎖遺伝子でも同様の再構成がおこる（図には示していない）。すなわち、これらの遺伝子再構成で無限に多様性が生まれる。こうして再構成されたTCRβ鎖遺伝子とTCRα鎖遺伝子からタンパクがつくられ、αβTCRとして細胞表面に発現する。

TCR遺伝子も抗体遺伝子も、認識の対象となる抗原を見ながらそれに合うように再構成されるわけではなく、勝手気ままに遺伝子を再構成してタンパクをつくり出すのである。すなわち、勝手に遺伝子再構成をして形成された抗原レセプターを発現しているT細胞（あるいはB細胞）がつくられるわけで、このなかには自分の体の分子に反応する危険な細胞や、何の役に立もたない細胞が多数混ざっている。そのなかから自分の体の細胞や組織を傷害せず異物抗原に反応できるものを選んで残し、役に立たないものを捨てるのである（第7章）。

この選択を可能にしているのは、1個の細胞は1種類の抗原レセプターだけを発現するという事実である。すなわち、１つの細胞が１つ以上の特異性を示すようでは、選択はできない。これは抗体をつくるＢ細胞に関するクローン選択説（１９５９年）においてバーネットが予言したことであり、Ｔ細胞にもあてはまる。

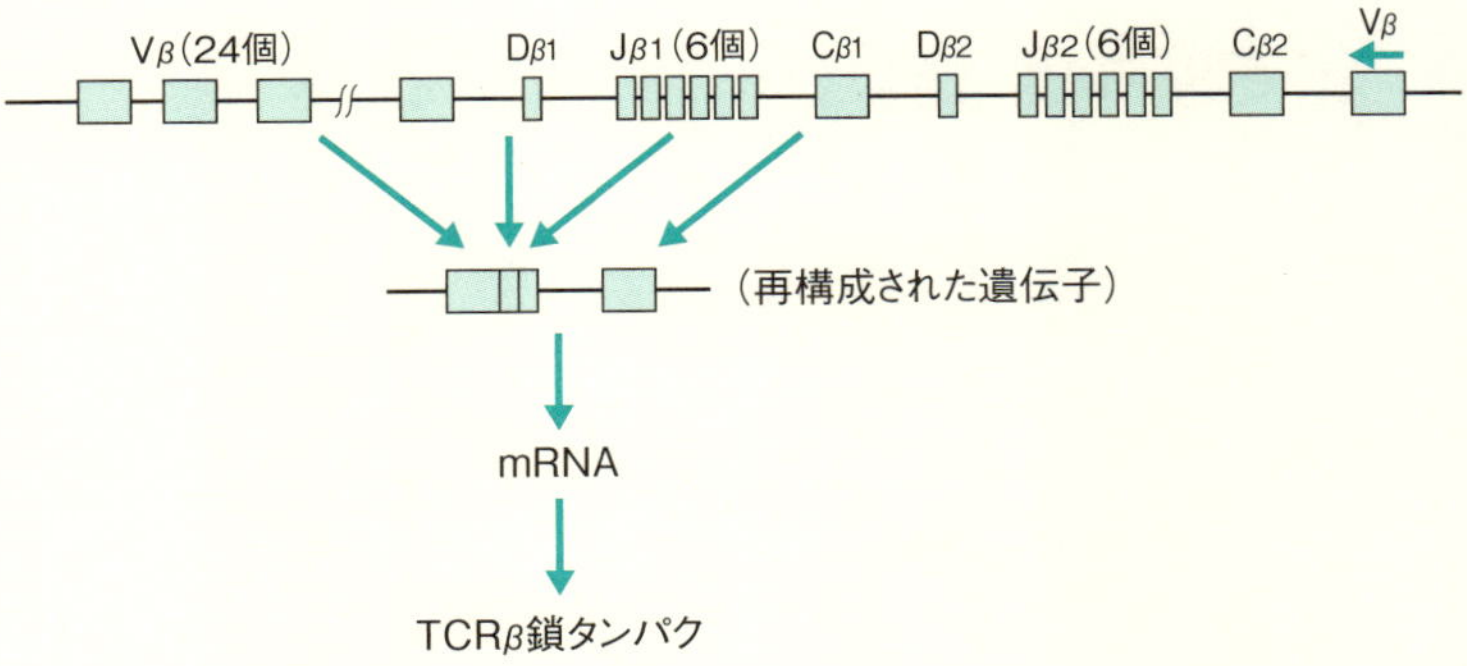

図B
ヒトTCRβ鎖遺伝子とその再構成のようす
V、D、Jセグメントは、それぞれ25個、2個、12個ある。V_βの1つは、$C_{\beta 2}$の下流に逆向きに入っている。

おわりに

近年では、少なくとも一部のがんに対して、免疫を利用する治療が可能になってきた。しかし、本来は自己分子に対しては反応しないようにつくられている免疫細胞が、なぜがんに対して反応するのだろうか。これは免疫学を専門としている者にとっても難しい問題で、そのメカニズムは十分には理解されていないと言えよう。現在ではがん治療への免疫の利用が日常の話題にのぼるようになったが、メカニズムへの理解があいまいなままに議論されている面もある。

がんに対する免疫反応というのは、少しオーバーにいえば、免疫学の根幹にかかわる問題なのである。それゆえに、この問題を検討することは、「抗原とは何か」、「抗原に反応する免疫細胞とはどのようなものか」ということを、しっかりと考え直す絶好の機会だとも言える。わかりやすく説明することができれば、「難しい」として敬遠されがちな免疫学を、多くの人に知っていただく絶好の機会になるかもしれない。

この本では、がんと免疫、それぞれの基礎知識を簡単に解説したあとに、一歩進んで免疫のメカニズムを、がんへの応用を念頭に説明することを試みた。そのことによって、免疫だけの解説では見えてこなかった視点で免疫を理解できるようになったと思う。第7章と第8

章は、免疫の成り立ちと免疫反応について考え直す一つの試みである。がん細胞のように、ほとんどが自己の分子からできている細胞を攻撃できるT細胞が存在し得ること、また、これらのT細胞の反応は抑制されているものの、応答は可能であるということが理解してもらえたかと思う。

がんの治療において、実際にはどのように免疫が利用されているのかということも第9章、第10章で一通り解説した。ひょっとしたら、ここからもっと効果的な免疫の利用法が見えてくるかもしれないと、期待もしている。

本書執筆にあたり、多くの方々にお世話になった。筆者はがんに関しては専門ではなく、いろんな方に教えを乞うことになった。とくに、尾崎史郎氏、中山睿一氏、宇高啓子氏、宇野加寿子氏、河本宏氏、伊藤正春氏、金子新氏、湊長博氏、前田浩氏には多くの貴重なご意見をいただいた。最後になったが、編集をご担当いただいた技術評論社の大倉誠二氏および山田智子氏には並みならぬご助力をいただいた。心よりお礼を申し上げたい。

英数字

さくいん

※複数のページがあるもののうち、
とくに重要なページは青字で示した。

おもな参考書籍と文献

ペコリーノ著 日合弘、小南凌監訳『がんの分子生物学 メカニズム・分子標的・治療』メディカル・サイエンス・インターナショナル
谷口直之、杉山治夫、松浦成昭、三善英知編『新・がん医学入門2がんはなぜできるのか』中山書店
笹月健彦、野田哲生編『がん研究のいま①発がんの分子機構と防御』東京大学出版会
服部成介、水島-菅野純子著『よくわかるゲノム医学』羊土社
野島博著『絵でわかるがんと遺伝子』講談社サイエンティフィック
渋谷正史、湯浅保仁編『がん生物学イラストレイテッド』羊土社
高井義夫編『がんの浸潤・転移—臨床と基礎—』南山堂
笹月健彦監訳『Janeway's 免疫生物学』南江堂
子安重夫編・著『免疫学 最新イラストレイテッド』羊土社
桂義元、河本宏、子安重夫、山本一彦編『免疫の事典』朝倉書店
桂義元、広川勝昱著『胸腺とT細胞 T細胞はこうしてつくられる』医学書院
小寺良尚、加藤俊一編『必携 造血幹細胞移植 わが国のエヴィデンスを中心に』医学書院
神田善伸編『みんなに役立つ造血幹細胞移植の基礎と臨床』医薬ジャーナル社
奥野修司著『副作用のない抗がん剤への挑戦』（文芸春秋1015年10月号, pp322-333.）文藝春秋社
西條長宏、西尾和人編『がん化学療法・分子標的治療update』中外医学社
中山俊憲、中島浩史企画『抗体医療Update—開発コンセプトから最新治療実績まで—（医学のあゆみ 第1土曜特集)』医歯薬出版
河上裕編『腫瘍免疫学とがん免疫療法』（実験医学増刊）羊土社
坂口志文、西川博嘉編『がん免疫療法のメカニズム解明と臨床への展開　がんと免疫』南山堂

Burnet M. Cellular Immunology. Melbourne University Press (1969).
Katsura Y. Redefinition of lymphoid progenitors. Nature Rev. Immunology. 2:127-132.
Nitta T. et al. Thymoproteasome shapes immunocompetent repertoire of $CD8^+$ T cells. Immunity 32 (1):29-40 (2010).
Wada H. et al. Adult T-cell progenitors retain myeloid potential. Nature 452:768-772.(2008)
Obar JJ. Khanna KM. Endogeneous naïve $CD8^+$ T cell Precursor frequency regulates primary and memory responses to infection. Immunity 28:859-869 (2008).
Miller JD. et al. Human effector and memory $CD8^+$ T cell responses to smallpox and yellow fever vaccines. Immunity 28:710-722 (2008).
Moon JJ. et al. Naïve $CD4^+$ T cell frequency varies for different epitopes and predicts repertoire diversity and response magnitude. Immunity 27:203-213 (2007)
Kwok WW. et al. Frequency of epitope-specific naïve $CD4^+$ T cells correlates with immunodominance in the human memory repertoire. J. Immunol. 188:2537-2544 (2012).
Cancro MP. et al. Differential expression of an equivalent clonotype among BALB/c and C57BL/6 mice. J. Exp. Med. 147:1-12. (1978).
Binbraun ME. et al. Deconstructing the peptide-MHC specificity of T cell recognition. Cell 157:1073-1087. (2014).
Rosenberg SA. Cell transfer immunotherapy for metastatic solid cancer-what clinicians need to know. Nature Rev Clinical Oncol 8:577-585. (2011)
Robert C. et al. Nivolumab in previously untreated melanoma without BRAF mutation. New Engl J med. 372:320-330. (2015).

著者略歴

桂 義元（かつら・よしもと）

1963年京都大学理学部物理学科卒業。卒業後は生物学に転じ、大学院では放射線生物学教室にて免疫学の研究を始める。1967年京都大学結核胸部疾患研究所助手。1977年同研究所教授。1997年改組により京都大学再生医科学研究所教授。この間、ヘルパー系T細胞の機能的多様性に関する研究、さらに胸腺におけるT細胞分化の研究を行ってきた。T前駆細胞の存在、造血における分化系列決定の過程を明らかにした。1991年にはKTCC（Kyoto T Cell Conference）を設立し、T細胞研究の国内、国際交流を推進してきた。2002年に定年退官。日本大学医学部客員教授、東京医科歯科大学客員教授を経て、現在は株式会社クローバー会長、サイアス株式会社会長として、免疫、がんに関連する研究のサポートを行っている。おもな著書に、『胸腺とT細胞－T細胞はこうしてつくられる』（医学書院、共著）、『免疫の事典』（朝倉書店、共編著）などがある。

知りたい！サイエンス

免疫《めんえき》はがんに何《なに》をしているのか？

―― 見《み》えてきた免疫《めんえき》のメカニズム ――

2016年12月25日　初版　第1刷発行

著　者　桂《かつら》　義元《よしもと》
発行者　片岡　巖
発行所　株式会社技術評論社
東京都新宿区市谷左内町21-13
電話　03-3513-6150　販売促進部
03-3267-2270　書籍編集部
印刷／製本　株式会社加藤文明社

定価はカバーに表示してあります。

ISBN978-4-7741-8575-0　C3047
Printed in Japan

●装丁
中村友和（ROVARIS）
●DTP
株式会社森の印刷屋
●編集
山田智子、田村里佳